手指瑜伽：

揉 揉 手 指 的 神 奇 自 愈 力

（日）龙村修 著 林曜霆 译

U0304891

浙江科学技术出版社

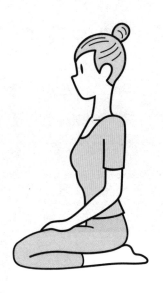

媲美全身瑜伽的自疗法

我最初接触到冲正弘老师的"冲道瑜伽"是在 1965 年，其后一直在学习，进而与瑜伽相伴至今。这套修行哲学不仅是让身心健康的方法，更是解答生命里种种疑问的人生导师，让我认同这世上真的有通过自己的身心来学习自然、真理或宇宙整体法则的方法。

我相信，瑜伽能够成为人生的指南针，将人们带往健康与幸福的方向。如果对此有兴趣，或是为了导正身心的不协调，无论什么原因都好，请轻松地尝试体验吧！瑜伽里蕴藏着生命的哲学，不过，总会有人觉得瑜伽"很难""容易半途而废"，或"比较费时间"，把瑜伽的门槛抬高了。

针对这样的读者，我想出的对策是"随时随地、马上就能做的手指瑜伽"。手指瑜伽与东方医学身体观里的"部分即整体"概念相关，只做手部运动，也能收到与做全身瑜伽相同的效果。手指瑜伽既不费时间，也不需要准备垫子等特别用具。它是一种看电视或躺在床上时，只要想做，随时都能进行的自我疗愈法。

本书采用图文并茂的形式来介绍手指瑜伽，让人一目了然、便于操作；将身心各方面的常见问题整理成许多条目；就日常生活里身体可能出现的不适症状，给出了应对办法。

人口的超高龄化，以及高血压、糖尿病等慢性病，已经成为不能忽视的社会问题。针对慢性病，一般认为整体医学 * 是一种有效的方案，而瑜伽可以说是源自"整体"这种概念的。希望大家在用简单、易操作的手指瑜伽促进健康的同时，也能试着了解瑜伽的真义！

龙村修

---

* 作者注：整体医学（Holistic medicine），是基于精神、身体及环境等整体视角的医疗方式。

目录

● 第一章

随时随地揉揉手指，轻松保持身心健康

● 第四章

恼人的小毛病，手指瑜伽都能帮你缓解

●第五章

按摩手指，消除全身筋骨劳累

●第六章

女人难言的烦恼，手指瑜伽贴心帮忙

● 第七章

心手相连，刺激手指以疗愈内心

第一章

随时随地揉揉手指，轻松保持身心健康

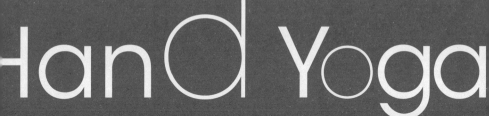

Hand Yoga

身心灵和谐，免疫力自然提升
（练习瑜伽，提升自我）

讲到瑜伽，大家有什么印象呢？可能有许多人觉得它是必须在运动中心的教室里做的、能够促进健康的体操，但实际上瑜伽并不只有这样的功能。

瑜伽是一种包含哲学思维的修行方法，其目的是全面促进人类身心灵与自然和谐。其实际做法强调身心锻炼，通过心灵的修养、身体的修炼与生活的修行，修身养性，更好地生活。因此，瑜伽并非是单纯针对身体问题或突然不适的疗法，而是以全面把握生命、达到整体提升为目标的疗法。任何人只要做得正确，都能通过瑜伽获得很好的效果。瑜伽既是寻求真理的哲学，同时也是符合科学理论的实操方式。

通过瑜伽，人类具有的各种潜能可能被发掘出来，精神上也能更安定，许多慢性病也会自然痊愈。从结果来看，如果身体强健，精神状态也会随之改善。

所谓的慢性病，有着各式各样的症状，其发病也由多种因素导致。比如因为人际关系的压力而持续暴饮暴食导致肥胖的人，即使通过控制饮食或酒精摄取量能使体重暂时减轻，但最终还是会复胖。更有甚者，因为烦恼而出现失眠或腰痛，最后必须依赖助眠、止痛药物。

　　瑜伽并不是头痛医头、脚痛医脚的对症疗法，它借由呼吸法及正确的姿势，让气的流动恢复正常，导正人体的不协调之处，从而使身心整体取得平衡，从根本上提升身体的免疫力，使人远离疾病。

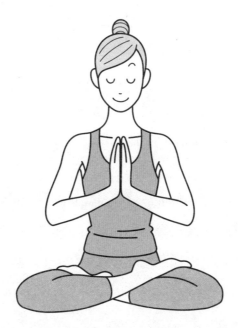

四大功效，导正人体内外的失衡
（兼具运动、伸展、修正、冥想效果）

　　瑜伽起源于印度，最初是一种体会宗教精神的修行方式，现今则运用在保持身心健康上，并以多种形态或样式受到世界各地人们的喜爱。瑜伽已经掀起过许多次风潮，近几年其人气也始终居高不下。然而，对瑜伽有兴趣，却因为"好像很难""好像和宗教有关"或"似乎不该抱着试试看的想法"等理由而踌躇不前的人依然很多。

　　其实，不需要想太多，抛开一切顾虑，先从学习姿势开始吧。瑜伽通过摆正姿势取得身心平衡，以净化并开启"脉"（Nadi，气的通道），让"气"（Prana，一种生命能量）能顺利通过，借此活化"脉轮"（Chakra，储存及发出生命能量之处），增强人体原本拥有的力量。这样的效果，关系着人类的身心健康。

　　瑜伽具备运动、伸展、修正及冥想四种效果。为了达到运动与伸展效果，需要进行各种伸展运动。对于身体不健康的人来说，光是做动作就能有良好的效果。

　　修正是指调整歪斜的身体或心灵。探求身体内部，追求姿势、动作、呼吸与精神直协调一致，从认识自己的不平衡处做起。

冥想是瑜伽中特别重要的部分。瑜伽做正确的话，每个人都能获得与大自然或宇宙同步的一体感。反过来说，如果无法获得一体感，就不能说是在做瑜伽，而只是在进行单纯的伸展运动或健康操罢了。请从体验瑜伽的姿势及呼吸法开始，养成习惯，并净化身心。

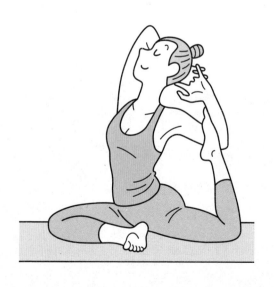

正确的呼吸法可安定神经、恢复精力
〔瑜伽的"呼吸"是生命的根本〕

　　长寿与深呼吸有关，呼吸可以说是身心健康的基础。

　　瑜伽认为，呼吸是生命的根本。通过吐气能排出让自己身心不适的物质，或排出可能产生有毒物质的力量；而通过吸气能恢复精力，提升代谢能力。借由呼吸，对"气"（生命之心）加以控制。

　　正确的深呼吸能改善"气"的循环，让生命能量的流动变得顺畅。呼吸法不仅是一种技术，更反映一个人的生存方式。性格乐观、豁达的人，呼吸通常比较悠长；相对地，个性急、易激动的人，呼吸多半也较快。一个人的健康状况或性格，都能通过呼吸方式表现出来。

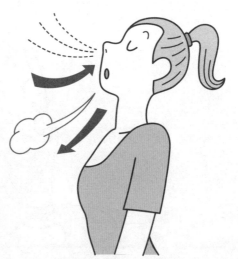

　　手指瑜伽和呼吸息息

相关。与做全身运动的瑜伽不同，做手指瑜伽时，要一边吐气，一边以按、揉、拉伸、反压或绕圈等手法对身体施加刺激；吸气时，则放松手部。如此反复进行相关的动作，并让全身的意识与呼吸同步，能增强健身效果。

在做手指瑜伽的时候，呼吸法中的吐气部分是重点。缓缓地吐气有助于顺利地排出废物，而后就可以将生命之"气"与新鲜空气一起吸入。另外，有意识地加深呼吸，不仅有助于自律神经安定，还能让人体会到身心放松的真实感受。

做手指瑜伽，就从深呼吸、扩展肺部及胸腔开始吧！

促进手部气血循环，缓解身体不适
〔 手指瑜伽来自"部分即整体"的概念 〕

手指瑜伽是我在指导瑜伽的过程中研究出来的。

当时有一位脑部罹患过重度疾病的人前来上课，他因为疾病的后遗症而行动不便，其全身的筋骨与肌肉也变得僵硬、紧绷，如果没有旁人协助，他很难做出瑜伽的姿势。为了帮助他放松身体，我请他先按压手部，并持续保持瑜伽习惯，进而让他达到恢复全身的柔韧性、提升运动功能、安定精神的目的。如此，我累积了许多在手部施术的经验，并研究出了现在的手指瑜伽。

东方医学中有"部分即整体"的概念，认为人体的各部分中其实都有整体的存在，如同任何一个细胞里的基因信息，都能够传达出生物整体的样貌一样。与机器人是由各种零件组装而成不同，生命体是由单一细胞不断分裂而形成的，各个部分原本都来自同一个细胞，生命力负责让各部分密切联结、统合及互相协助。因此，通过局部的手指瑜伽，身体各部位及全身性的不适症状就能得以缓解。

与缓解局部症状为主的指压不同，手指瑜伽整合了"气"

的整体流动理念，并由单一部位扩展到整体，从而可以减轻不适症状。

　　近几年我所收到的国外瑜伽指导邀约中，也时常要求教授手指瑜伽，因为手指瑜伽真的很简单，而且无论何时何地，自己一个人都能做。

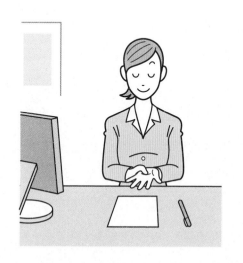
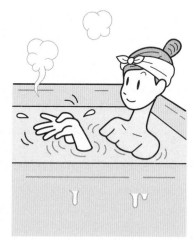

大脑与身体沟通顺畅，可以有效预防阿尔茨海默病的发生

〖 手是露在外面的脑 〗

"手是露在外面的脑。"我的瑜伽老师冲正弘先生如此教导门下弟子。

对手部施加刺激的手指瑜伽有很多功效，其中对脑部的效果尤其显著，如可提升注意力、缓和心情、安定精神、强化心灵、放松全身等。其原理就是对手部的刺激能直接传达到脑部，从而产生效果。

手不仅可以对应全身，也是脑部的缩图。例如在紧张或愤怒时，人们常会不自觉地紧紧握拳；而刺激手背的中央，能让脑部发出信息，使腰部变得轻松些。这都是因为身体的动作是由脑部发出的信号来控制的。

脑部的回路关闭，是造成身体不适的原因之一。通过手指瑜伽刺激大脑，可以打开不顺畅部位的脑部回路，改善身体状况。另外，经常运动手掌及手指头，也可以预防阿尔茨海默病的发生。

瑜伽通过呼吸、动作与意识的配合，能够让全身都动起来。

而借由瑜伽的姿势、呼吸与冥想传达给脑部的刺激信号，不仅对身体和精神有效果，甚至对生命整体也能产生调和作用。

给予手部刺激的手指瑜伽，可以轻松达到全身调和的效果。手指瑜伽也会刺激到人体内部，能提高人的注意力，有助于身体在需要时发挥出最大限度的能力。此外，它还可以安定精神，减轻焦虑不安或郁闷烦忧的情绪。

在上下班路上或其他更短暂的时间里，你都能轻松地完成手指瑜伽，快尝试看看吧。

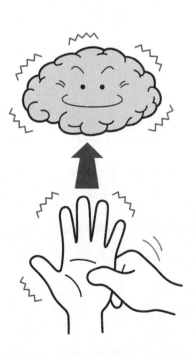

手指瑜伽能转换郁结的心情
（双手也能传达心声）

"紧握的双手满是汗水"，在动作电影或悬疑片的广告里，常会出现这样的台词或画面。因为人们通过眼睛获得信息后，脑海里会进行一番处理，而后某些情绪就会不自觉地表现在手上。

当人们紧张或愤怒时，常常会紧握着拳头；若是达成某个目标或觉得愤怒时，则会张开双手或将双手举高；遭遇失败的人多半表现得萎靡不振，两手无力、下垂；而当内心受到极大冲击时，手部也常会不自觉地震颤。

另外，我们用言语表达想法或情感时，双手也会无意识地配合言语做出手势，这些都是通过手部传达出来的心声。俗话说："眼睛会说话。"其实，手也一样会说话。通过手，我们也可以把信息传达到对方心里。最好的例子就是握手。慰勉他人时会温柔地握手，想给对方勇气时会用力地握手——通过手的接触，能让心灵变得更亲近。

大家有遇到过心情低落，什么都不想做，拖拖拉拉地浪费时间，结果让心情越来越差的情况吗？此时，若想通过全身瑜伽来转换心情，势必得先做准备，之后还要耗费体力。但手指瑜伽不需要做特别的准备工作，即使是躺在床上或赖在沙发上时，也可以轻松开始。若能借由手指瑜伽让心情好转，由体内产生"气"力，我们的身体、心灵自然也会想要振作起来，以改变现况。

　　包括手指瑜伽在内，任何瑜伽都是通过改善"气"的流动，来达到调整身心的目的的。

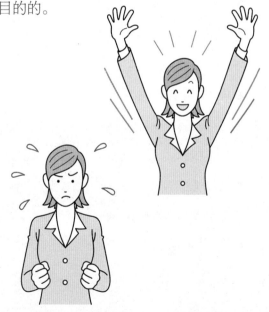

十指不仅连心，更通向五脏六腑
（手指与人体各部位的对应关系）

　　瑜伽通过摆正姿势，取得身心平衡，以净化并开启"脉"，让生命能量顺利通过，借此活化"脉轮"，增强人体原本拥有的力量。手和脑部一样，与人体的各个部位之间有着密切的对应关系。接下来，我以"部分即整体"的概念为基础，来介绍这种关系：

　　●拇指——副交感神经、脑、呼吸系统、第一腰椎*。

　　●食指——脾脏、消化系统（特别是肝脏、胰脏、胃、小肠、大肠）、第二腰椎。

　　●中指——肾脏、循环系统（特别是心脏、血管）、第三腰椎。

　　●无名指——神经系统、循环系统（特别是淋巴系统）、内分泌系统、

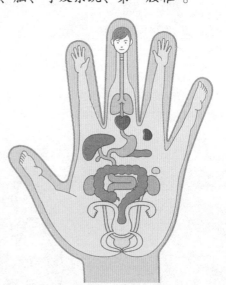

* 作者注：脊椎中的腰椎由上而下分为第一至第五腰椎，共 5 个部位。

第四腰椎。

●小指——生殖器、肺、交感神经、小肠、第五腰椎。

中医学认为，经络为人体内气血运行通路的主干和分支，其中的主干为经脉，分支为络脉。经络对应着十二脏腑，且主要有十二经脉与奇经八脉，穴位则分布于其上。从经络的观点来说，身体的"气"会通过以下路径流动至手指。

●拇指——肺经，与呼吸系统相关。

●食指——大肠经，与消化系统（特别是大肠）相关。

●中指——心包经，与循环系统（特别是心脏）相关。

●无名指——三焦经，与循环系统（特别是淋巴系统）、内分泌系统、内脏功能相关。

●小指——心经，与循环系统（特别是心脏）相关；小肠经，与血液循环、小肠相关。

以上的对应关系，也适用于手指瑜伽。

揉揉手指，缓解脑部紧张、疲劳
〔实例亲身体验，健康成果看得见〕

前文提过，我会留意到手指瑜伽的效果，源于一位前来瑜伽馆的重度脑疾患者。当时，还有些心灵上需要疗愈的人，也在瑜伽馆学习。针对学员的各种需求，再加上冲老师曾说的"手是露在外面的脑"一直在我脑海中回荡，我开始思考：如果对手部加以刺激，能否收到良好的效果？

在转动手指及按揉手心的过程中，我发现脑部或心理方面有问题时，手部或身体其他部位会较为僵硬。缓缓揉压手心给予刺激，有助于大脑血液畅通，甚至有人会马上进入梦乡，打起呼噜。

这样的经验让我注意到，按摩手部可以改善血液循环，缓解脑部紧张，增强副交感神经功能。

让手指变得柔软，从结果上来说，有助于消除身体及脑部的疲劳。

我发现，让脑瘤患者进行手指瑜伽后，有些患者脑部的肿瘤变小了；有些心灵方面有疾患的人，通过手指瑜伽也逐渐消除了长期存在的紧张感。由此，我们可以深刻地感受到"手"

拥有的各种神奇力量。

　　瑜伽馆是通过修行来导正人体身心的不协调，以达到平衡的地方。经常按揉手部，有助于改善血液循环等，再搭配均衡的饮食，可以帮助改善生活中的很多常见病，起到很好的养生保健作用。

　　根据前述的经验，并以韩国柳泰佑博士创作的手指针图为基础，我制作了"手指瑜伽对照图"（参照第22～23页）。这就是现在的龙村式手指瑜伽。

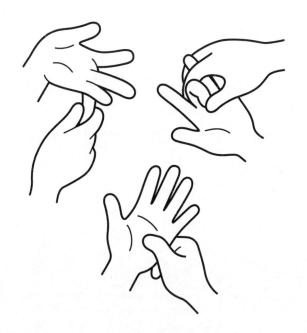

促进全身"气"的循环，让内外皆美
〔手指瑜伽的实际效用〕

◇◇

接下来要介绍手指瑜伽对人类身心产生的各种实际效果。

【刺激大脑和心灵】

● **放松心情：** 促进大脑分泌多巴胺等物质，改善心情，让身体放松，提高睡眠质量。

● **调整自律神经：** 重整自律神经的平衡，缓解压力导致的焦躁或不安等情绪。

● **活化脑部：** 活动手部可以促进"气"的流动，还可以刺激脑神经，打开脑部与全身各处相关的回路。

● **冥想效果：** 瑜伽的主要效果之一。寻找生命的意义，感受身心宁静与安稳。

● **亲近感：** 亲子、夫妇，或看护与被照顾者，因为施行手指瑜伽而有肢体接触，故手指瑜伽有助于心灵互通，增强彼此间的情感及信赖感。

【促进身体健康】

● **促进血液循环：** 通过运动手指及按压手心，以改善全身的血液循环。同时能让身体变得暖和，改善手脚冰冷问题。

● **调理内脏不适：** 手心与内脏互相呼应，通过揉捏等动作，可让阻滞的"气"恢复顺畅。对肠胃、肝脏、肾脏都有效。

● **缓解慢性症状：** 刺激手指时，感觉疼痛的位置就是身体不健康的部位。以该处为中心加以刺激，可以缓解疼痛或改善异常状况。

【美姿美仪】

● **美肌：** 运动手指可以改善"气"的流动，促进新陈代谢，让肌肤变得有活力，有抗老化的效果。

● **矫正姿势：** 与全身瑜伽相同，手指瑜伽可以矫正骨骼的歪斜不正，能使体态与站姿更优美。

● **减重：** 恢复自律神经的平衡，可增强抗压性，抑制暴饮暴食的欲望。让肠胃正常蠕动，增强代谢功能。

●**伸展：** 让关节或骨骼肌柔软、有弹性，使动作优雅，全身都变得柔软，改善"气"与淋巴液的流动，让身体变得更有活力。

不受限制的自我健康法

〖 轻松方便的手指瑜伽 〗

全身瑜伽需要先准备一定的场所；按揉脚底的足底反射疗法，在施行时也得坐在椅子上，脱掉鞋子后才能开始。

相反，本书介绍的手指瑜伽，不管何时何地，想做的话随时都可以做。觉得情绪低落、想转换心情的时候，想提高专注力的时候，焦躁不安的时候，觉得肩膀僵硬的时候……随时都可以做。

■ 手指瑜伽随时随地、任何人都可以做

- 躺着时
- 身体僵硬时
- 不想运动时
- 在上下班路上
- 在公交车或地铁上
- 工作时
- 午休时
- 在洗手间时
- 看电视时
- 听音乐时
- 洗澡时
- 觉得身体不太舒服时
- 觉得很紧张时
- 觉得心情低落时
- 一个人时
- 孕妇
- 长期卧床的人
- 孩子
- 没有练过瑜伽的人
- 胖子

手指瑜伽对照图

〈 左手手心的对应位置 〉

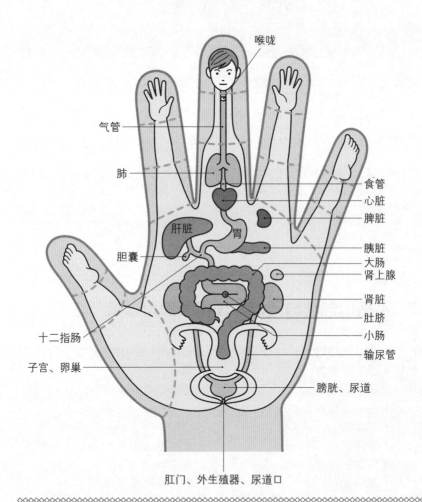

喉咙

气管

肺

食管
心脏
脾脏

肝脏　胃

胰脏
大肠
肾上腺

胆囊

肾脏
肚脐

十二指肠

小肠
输尿管

子宫、卵巢

膀胱、尿道

肛门、外生殖器、尿道口

拇指——副交感神经、脑、呼吸系统、第一腰椎。

食指——脾脏、消化系统（特别是肝脏、胰脏、胃、小肠、大肠）、第二腰椎。

（左手手背的对应位置）

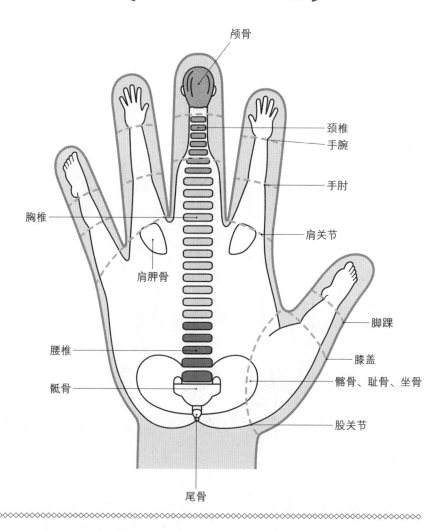

颅骨

颈椎
手腕

手肘

肩关节

脚踝

膝盖

髂骨、耻骨、坐骨

股关节

胸椎

肩胛骨

腰椎

骶骨

尾骨

中指——肾脏、循环系统（特别是心脏、血管）、第三腰椎。

无名指——神经系统、循环系统（特别是淋巴系统）、内分泌系统、第四腰椎。

小指——生殖器、肺、交感神经、小肠、第五腰椎。

手心九宫格分布图

双手手心均可分为9个区，①代表肚脐，号码顺序如图所示。

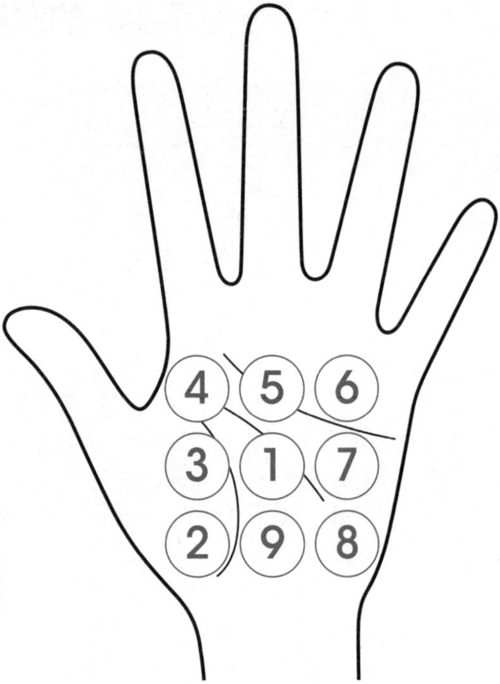

●左手手心

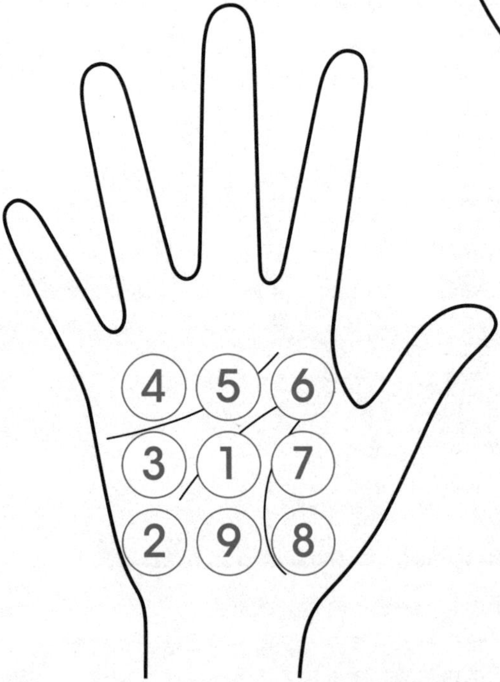

●右手手心

第二章

四大排毒呼吸法，全面提升免疫力

Hand Yoga

温暖双手＋放松心情，
就有惊人的效果
〖 事前准备与注意事项 〗

手指瑜伽是无论何时何地、任何人都能轻松上手的保健法。若能在开始前稍做准备，效果会更好。只是要注意，如果身体状况不佳时别勉强，否则事倍功半，甚至产生反效果。

【 事前准备可增强效果 】

●尽量在安静的场所进行。

●穿着质地柔软且舒适的服装。

●若觉得双手冰冷，先以摩擦等动作让双手的温度升高，或将双手置于温水中浸泡片刻。

●稍微先活动一下手指及手腕，让关节的活动变得顺畅。

●修剪指甲。

●在进行手指瑜伽前，先以深呼吸让自己放松下来。

【 注意事项 】

●饮酒后请勿进行。

●避免在饭后一小时内进行。

●有发热现象时请勿进行。

●有重大外伤或急性重大病症时，请勿进行。

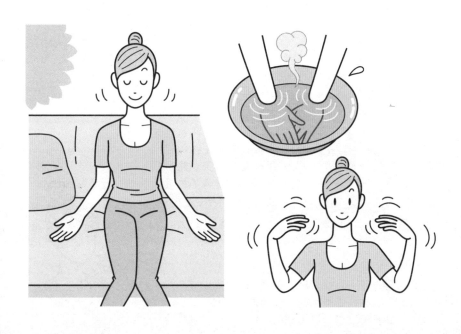

学会四大呼吸法，调节全身的"气"

〔 引导气流，使手指瑜伽更有效 〕

【净化呼吸法】排出体内废物，摆脱疲惫

这是能将身体内的废物、毒素排出体外的呼吸法。进行时，脑中想象着排出废物，然后吸入新鲜空气，引入健康能量，并将能量充满身体的样子。

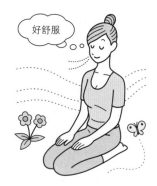

1 跪坐并挺直背部，若坐在椅子上请坐好。将下巴往内收，并摆正姿势。用鼻子缓缓吸入空气，同时想象"很舒服""很有疗愈力"的感觉。

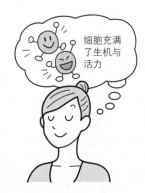

2 吸饱空气并暂停呼吸，好像要让吸入的能量分布到全身。此时想象"细胞充满了生机与活力"的样子。

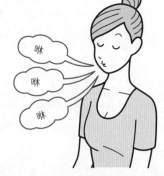

3 稍嘬起嘴，发出"咻"的声音，并分3次吐气。在吐气的同时，想象着将"疲劳""疼痛""毒素"等排出体外。

【风箱呼吸法】白天使用，唤醒内在的元气

没有精神或是没有干劲的时候，一定要试试风箱呼吸法。也可以在白天尝试，唤醒内在的元气。

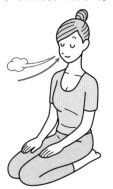

1 跪坐并挺直背部，若坐在椅子上请坐好。将下巴往内收，并摆正姿势。先用鼻子缓缓地呼气，然后缓缓地吸气。

2 闭起嘴巴，将舌头顶住上腭，然后用鼻子进行强而有韵律的呼吸，每秒呼吸 2~3 次。这种方式就像铁匠要提升火力时，快速扯动风箱一样，它因有韵律感的呼吸节奏而得名。

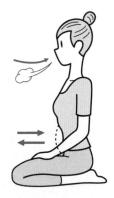

3 腹部也配合呼吸，进行短间隔胀缩。

【丹田呼吸法】上虚下实，理顺全身气流

这是将"气"集中在下腹部丹田的位置，以提升专注力的呼吸法。就瑜伽或人的整体来说，这是一种有益于身体的"上虚下实"的状态（"虚"指的是展开、不受限制，"实"则是充盈、有本体），即感觉到头、肩、手等部位呈放松状态，而将力气保留在下盘的腰腿处。丹田呼吸法正是以理顺全身的"气"，达到这样的状态为目标。

1 丹田位于肚脐下方约三寸的位置。想象着将能量集中在此，并进行呼吸。可以将手放在丹田的位置，这样有助于集中意识，达成目标。

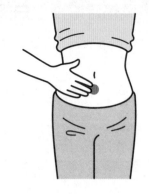

2 跪坐并挺直背部，若坐在椅子上请坐好。往内收下巴，并摆正姿势。然后，将气全部吐出。

3 以腹式呼吸法吸气，但不是让胃部膨胀，而是想着把气吸入丹田所在的下腹部。接着持续吸气，改让胸部扩张，控制腹部的空气往胸部流去，而下腹部开始向内收缩。然后鼻子暂停呼吸，胸口放松。

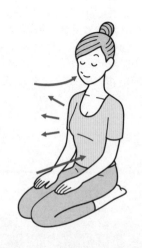

4 夹紧肛门，在停止呼吸的状态下把气压向腹部。当感觉下腹部如皮球一样鼓起时，想象着丹田里充满能量而温暖的样子。

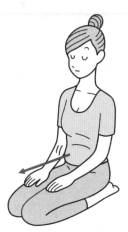

5 把气压在腹部，边紧缩着肛门与下腹部，边缓缓地吐出气来。吐气，直到下腹部内凹并呼出约九成的气时，放松腹部的力量。

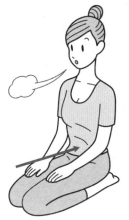

6 回到步骤 3，自然地再次吸气，重复上述步骤。

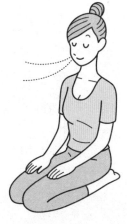

吸气、闭气、吐气的最初时间比为1:1:1。习惯后可练习延长闭气与吐气的时间，将三者之比改为 1:2:2、1:3:3 或 1:4:4，但不要勉强。

【完全呼吸法】通过全身疗愈，恢复活力

　　这是一种运用上半身的呼吸法，能帮助身体恢复元气，让疲惫的大脑和身体得到恢复。每天持续进行完全呼吸法，能提高免疫力，有助于保持身体健康。该呼吸法一开始并不容易学，但只要坚持练习，一定可以学会。

1 跪坐并挺直背部，若坐在椅子上请坐好。往内收下巴，并摆正姿势。双手手心朝上，放在大腿上，靠近膝盖处。接着一边内缩腹部，一边缓缓地开始吐气，并想象将肺部及腹部内的气全部吐出。

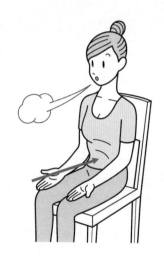

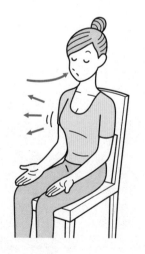

2 吐完气后放松腹部，这样可以自然地吸入空气，让腹部膨胀。持续由鼻子缓缓吸气，想象胸腔也跟着扩张，直到感觉锁骨以下都充满了空气，胸部好像也鼓起来一样。此时肺里充满了空气，而腹部则是稍微内凹的状态。

3 胸口放松，让气自然排出，
排出的气约是吸入量的 10%。此
时横膈膜会自然下降，腹部也开
始膨胀。同时，夹紧肛门，把身
体里的气都压往腹部。

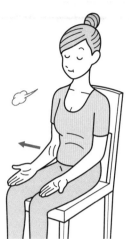

4 继续缓缓吐气，将气
全部吐出，不要残留。

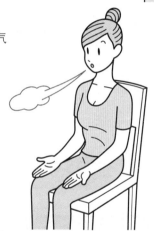

5 放松腹部，挺直背部，自
然地吸入空气。回到步骤 2，
并重复上述步骤。

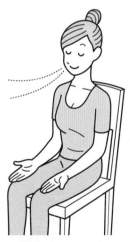

手指瑜伽动作图解的使用方法

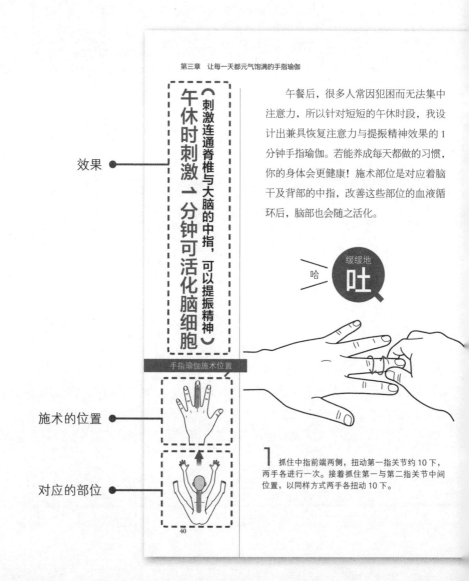

第三章　让每一天都元气饱满的手指瑜伽

午餐后，很多人常因犯困而无法集中注意力，所以针对短短的午休时段，我设计出兼具恢复注意力与提振精神效果的1分钟手指瑜伽。若能养成每天都做的习惯，你的身体会更健康！施术部位是对应着脑干及背部的中指，改善这些部位的血液循环后，脑部也会随之活化。

午休时刺激1分钟可活化脑细胞

（刺激连通脊椎与大脑的中指，可以提振精神）

缓缓地
吐
哈

手指瑜伽施术位置

1　抓住中指前端两侧，扭动第一指关节约10下，两手各进行一次。接着抓住第一与第二指关节中间位置，以同样方式两手各扭动10下。

效果

施术的位置

对应的部位

40

本书介绍的基本上都是用右手对左手进行的手指瑜伽。手指瑜伽的效果不受左右手的影响，请以惯用手来进行操作即可。另外，若能对双手都施作的话，效果会更好。

　　为了让读者更容易了解手指瑜伽的方法，我会通过插图或图示来解释呼吸的强弱程度或方法，以及对于按压部位的指示等。

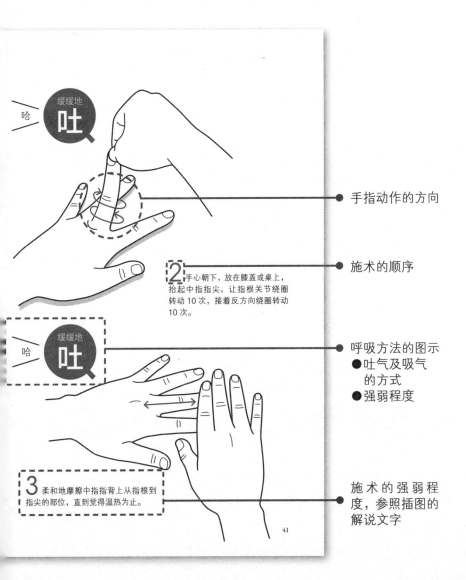

手指动作的方向

施术的顺序

2 手心朝下，放在膝盖或桌上，抬起中指指尖，让指根关节绕圈转动 10 次，接着反方向绕圈转动 10 次。

呼吸方法的图示
●吐气及吸气
　的方式
●强弱程度

3 柔和地摩擦中指指背上从指根到指尖的部位，直到觉得温热为止。

施术的强弱程度，参照插图的解说文字

41

专栏1

延缓老化，延长"健康寿命"

据统计，虽然人类的平均寿命延长了，但不需要他人照护的"健康寿命"却比平均寿命短了很多年。

换句话说，除了因心脏或脑部急性疾病而突然去世的人之外，在去世前的数年间，需要他人照顾或持续卧床的人，比起一直都很健康的人要多出许多。

随着年龄增长，肌肉的力量与本身的体力都会衰退，人们常常因不方便而疏于活动身体，结果演变成长期卧床，或出现阿尔茨海默病等问题。既然有幸得以长寿，相信大家还是希望能健健康康地活到大限来临之际。

对于缩减平均寿命与健康寿命两者间的差距，瑜伽有很好的效果。尤其是手指瑜伽，只要活动双手，就能达到很好的效果，不管是体力、肌力衰弱的人，还是觉得麻烦而不想活动身体的人，都可以轻松、简单地操作。此外，也有实例证明，对于长时间卧床者，或生活无法自理、需要他人照顾的人，若由照顾者协助进行手指瑜伽，他们的健康状况同样能够得到极大的改善。

手指瑜伽具有刺激脑部、使其活化的功效，有助于延缓老化及预防阿尔茨海默病等问题。此外，它还有助于恢复精力，让人变得更积极，对身体健康有很大的促进作用。

请务必与需要被照顾的人一起来做手指瑜伽，或请其他照顾者帮需要被照顾的人进行操作。

让每一天都元气饱满的手指瑜伽

Hand Yoga

睡醒后揉手心可蓄积精力

（按压丹田，配合呼吸法提神醒脑）

早上睡醒后，可以躺在床上做一会儿手指瑜伽，让全身和大脑都清醒过来。手心的中央对应着肚脐，再往下的位置则对应着丹田。先进行丹田呼吸法，当吐气时，以感觉舒适的力道按压丹田对应的位置；接下来顺着手背上中指骨的两侧，从手腕向指根推压。

手指瑜伽施术位置

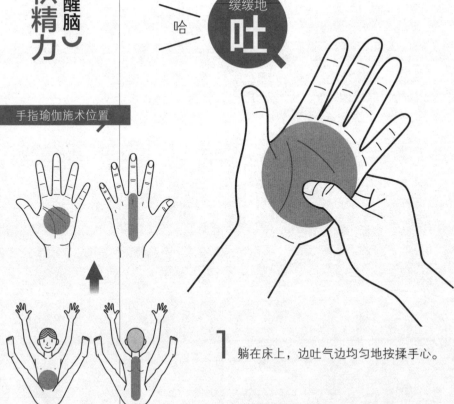

哈　缓缓地吐

1　躺在床上，边吐气边均匀地按揉手心。

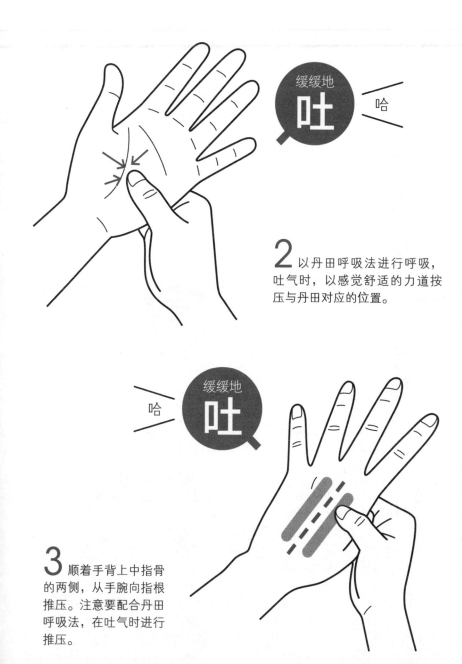

缓缓地
吐
哈

2 以丹田呼吸法进行呼吸，吐气时，以感觉舒适的力道按压与丹田对应的位置。

哈
缓缓地
吐

3 顺着手背上中指骨的两侧，从手腕向指根推压。注意要配合丹田呼吸法，在吐气时进行推压。

午餐后，很多人常因犯困而无法集中注意力，所以针对短短的午休时段，我设计出兼具恢复注意力与提振精神效果的1分钟手指瑜伽。若能养成每天都做的习惯，你的身体会更健康！施术部位是对应着脑干及背部的中指，改善这些部位的血液循环后，脑部也会随之活化。

午休时刺激1分钟可活化脑细胞

〔刺激连通脊椎与大脑的中指，可以提振精神〕

手指瑜伽施术位置

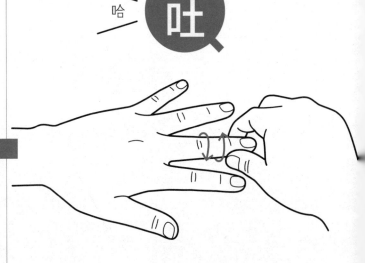

缓缓地
吐
哈

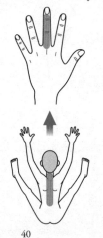

1 抓住中指前端两侧，扭动第一指关节约10下，两手各进行一次。接着抓住第一与第二指关节中间位置，以同样方式两手各扭动10下。

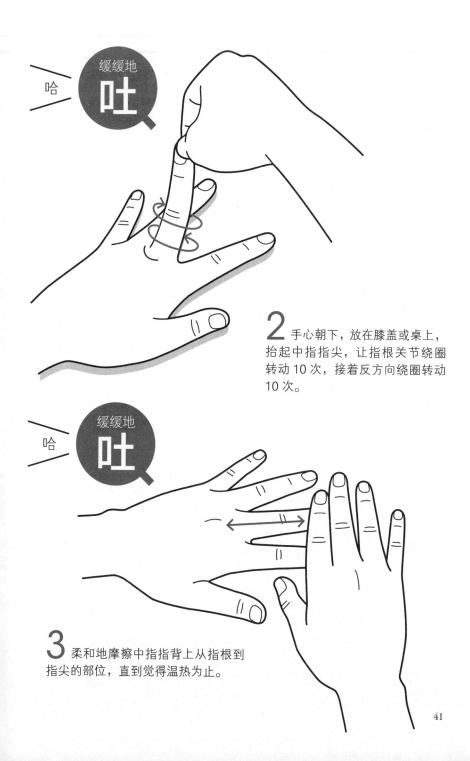

缓缓地
吐

哈

2 手心朝下，放在膝盖或桌上，抬起中指指尖，让指根关节绕圈转动 10 次，接着反方向绕圈转动 10 次。

缓缓地
吐

哈

3 柔和地摩擦中指指背上从指根到指尖的部位，直到觉得温热为止。

41

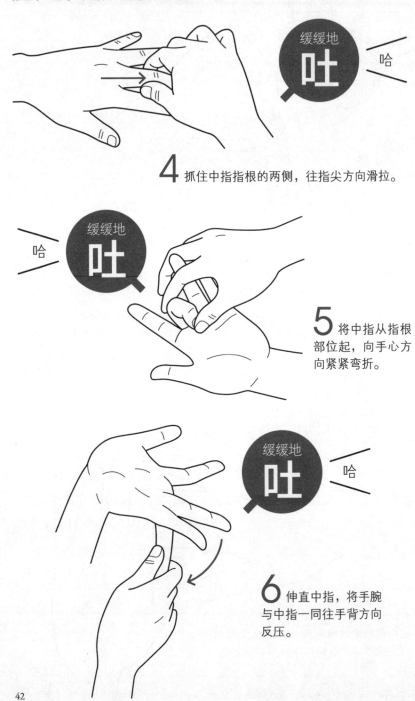

缓缓地
吐
哈

4 抓住中指指根的两侧，往指尖方向滑拉。

缓缓地
吐
哈

5 将中指从指根部位起，向手心方向紧紧弯折。

缓缓地
吐
哈

6 伸直中指，将手腕与中指一同往手背方向反压。

在傍晚即晚餐前，也花点时间，养成做 10 分钟手指瑜伽的习惯吧。每天做一次，可以消除累积的压力；受肩颈僵硬所困扰的人，其症状也能有所改善。10 分钟瑜伽从中指开始施术，并往外依次扩及食指、无名指、拇指及小指，所有手指都会用到。

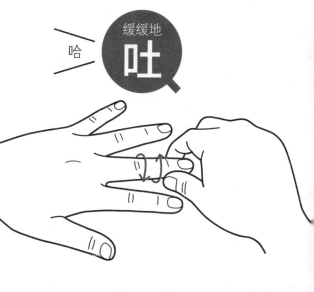

缓缓地
吐

哈

手指瑜伽施术位置

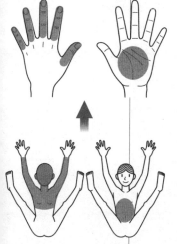

1 抓住手指前端两侧，扭动第一指关节约 10 下，两手各进行一次；接着抓住第一与第二指关节中间位置，以同样方式两手各扭动 10 下。以上动作，按中指、食指、无名指、拇指及小指的顺序依次进行。

43

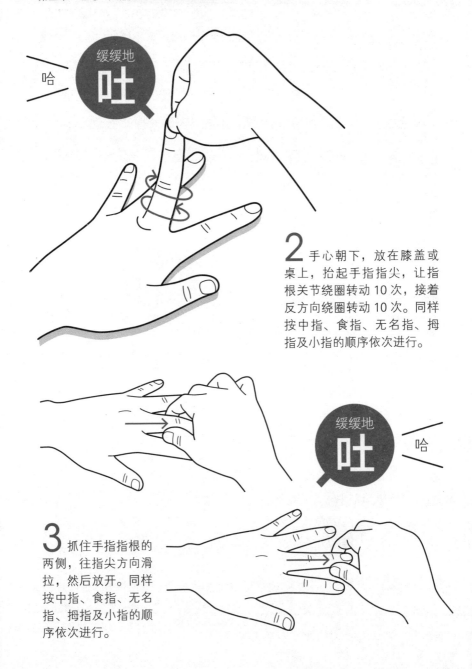

缓缓地
吐

哈

2 手心朝下，放在膝盖或桌上，抬起手指指尖，让指根关节绕圈转动 10 次，接着反方向绕圈转动 10 次。同样按中指、食指、无名指、拇指及小指的顺序依次进行。

缓缓地
吐

哈

3 抓住手指指根的两侧，往指尖方向滑拉，然后放开。同样按中指、食指、无名指、拇指及小指的顺序依次进行。

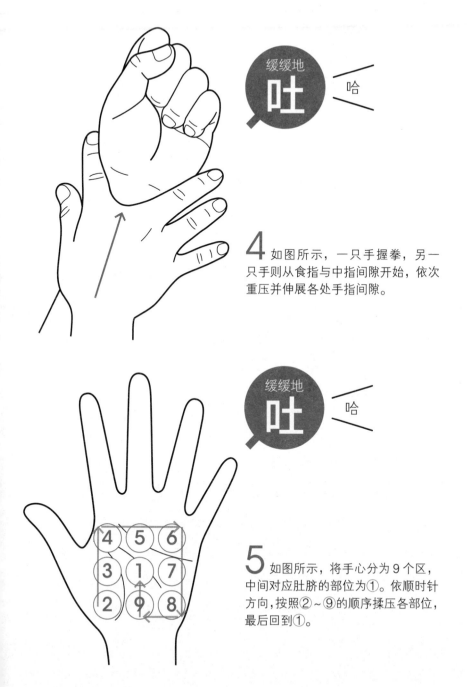

缓缓地
吐
哈

4 如图所示，一只手握拳，另一只手则从食指与中指间隙开始，依次重压并伸展各处手指间隙。

缓缓地
吐
哈

5 如图所示，将手心分为9个区，中间对应肚脐的部位为①。依顺时针方向，按照②～⑨的顺序揉压各部位，最后回到①。

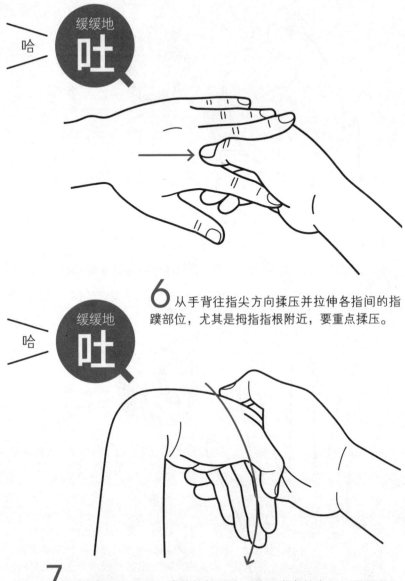

缓缓地
吐

哈

6 从手背往指尖方向揉压并拉伸各指间的指蹼部位，尤其是拇指指根附近，要重点揉压。

缓缓地
吐

哈

7 一只手向上伸直，接着放松手腕，使手掌自然向下。再用另一只手，好像要让第一只手的手腕对折似的辅助加压。

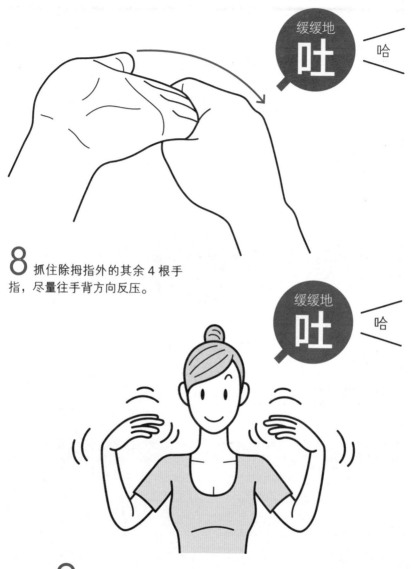

缓缓地
吐
哈

8 抓住除拇指外的其余 4 根手指，尽量往手背方向反压。

缓缓地
吐
哈

9 一边吐气，一边轻松地往各个方向晃动手腕，放松全身后结束动作。

睡前做一下手指瑜伽，能够放松身心，让睡眠质量更好。常听人抱怨，身体明明感觉很疲惫，眼睛却睁得大大的，怎么都睡不着。这是由于脑部还处于紧张状态，所以无法好好休息。这时可以通过手指瑜伽来消除脑部的紧张状态，先从缓缓地张开双手、握拳开始，放松全身，睡个好觉吧！

睡前5个动作，让你一夜好眠

（活络双手，消除脑部的紧张感）

手指瑜伽施术位置

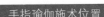

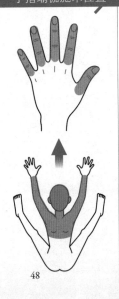

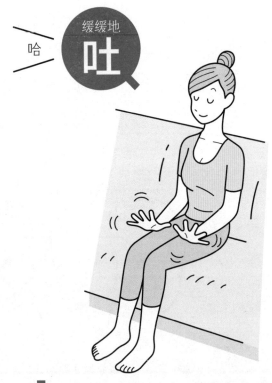

缓缓地
吐

哈

1 带着悠闲的心情，将手掌缓缓地张开、握拳，进入放松的状态。

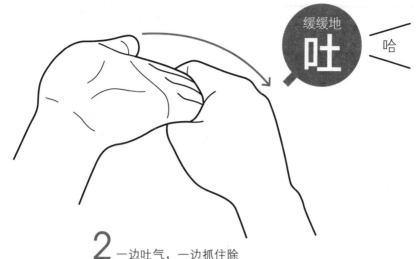

缓缓地
吐

哈

2 一边吐气，一边抓住除拇指外的其余 4 根手指，尽量往手背方向反压。

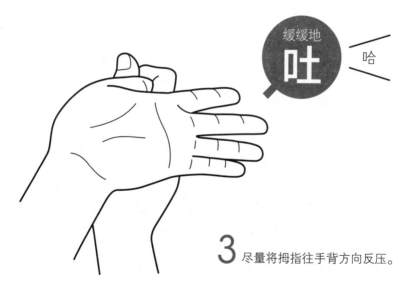

缓缓地
吐

哈

3 尽量将拇指往手背方向反压。

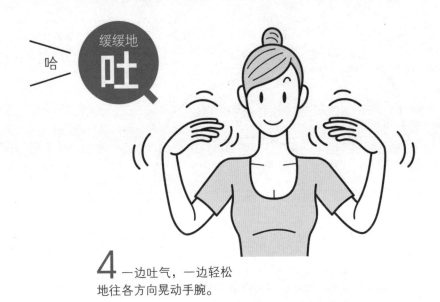

缓缓地
吐

哈

4 一边吐气，一边轻松
地往各方向晃动手腕。

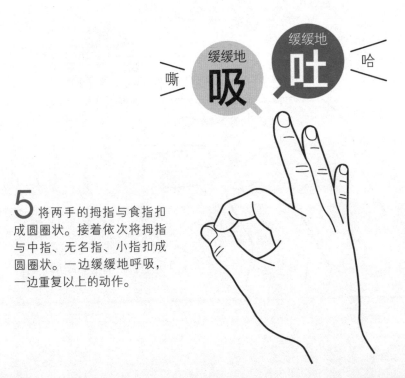

缓缓地
吸

缓缓地
吐

嘶

哈

5 将两手的拇指与食指扣
成圆圈状。接着依次将拇指
与中指、无名指、小指扣成
圆圈状。一边缓缓地呼吸，
一边重复以上的动作。

第四章

恼人的小毛病，手指瑜伽都能帮你缓解

Hand Yoga

缓解肩膀紧绷

（揉压食指和无名指，恢复肩胛气血流通）

生活上的一些不良习惯，如肩包总背在同一侧，或长时间以相同姿势看电视、用电脑等，都会导致两边肩膀前后或上下歪斜，也会使肩胛骨的活动力与气血流通变差，最终引起肌肉紧张，甚至造成肩部疼痛。我们要刺激食指与无名指的指根处，以此来消除身体的僵硬状况。

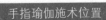

手指瑜伽施术位置

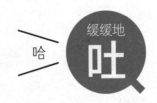

哈　缓缓地　吐

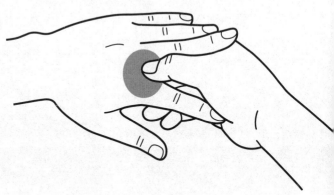

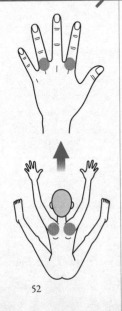

1 均匀、稍用力地揉压食指及无名指的指根关节部位，若有觉得疼痛的位置，要多揉压几次。

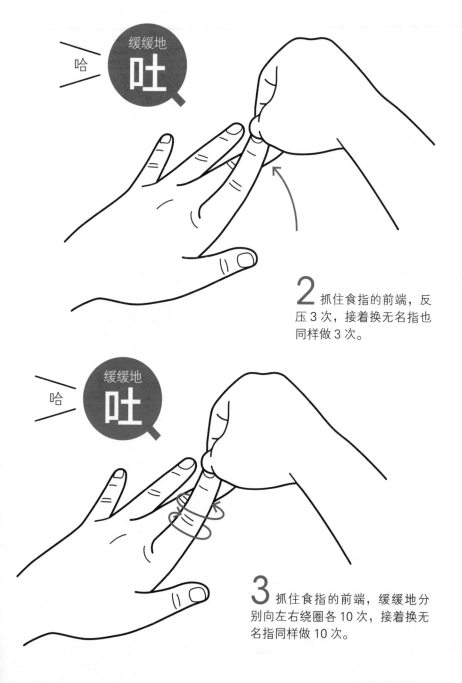

缓缓地

吐

哈

2 抓住食指的前端，反
压3次，接着换无名指也
同样做3次。

缓缓地

吐

哈

3 抓住食指的前端，缓缓地分
别向左右绕圈各10次，接着换无
名指同样做10次。

缓解颈部僵硬

（揉转中指，放松颈部肌肉）

觉得颈部僵硬或疼痛的人，其脖子常有向前后或左右倾斜的现象，使得颈部肌肉需要更多的力量来支撑头部，从而导致气血流通不顺，造成颈部僵硬或疼痛。中指的第一与第二指关节间的部位对应着颈部，要改善上述症状，可以集中刺激此处。施术时以觉得疼痛的位置为中心，配合吐气扭动或按揉。

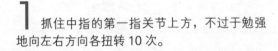

手指瑜伽施术位置

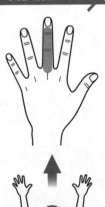

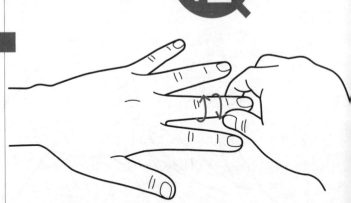

1 抓住中指的第一指关节上方，不过于勉强地向左右方向各扭转 10 次。

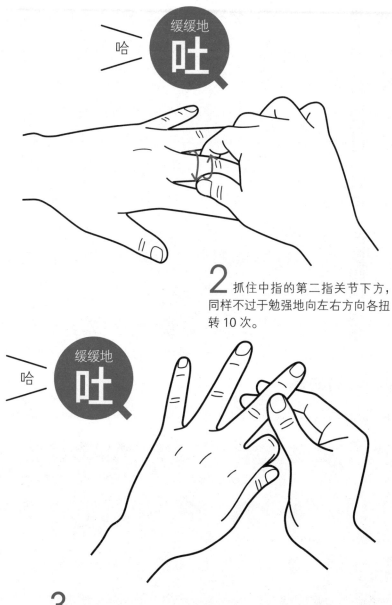

哈 缓缓地 **吐**

2 抓住中指的第二指关节下方，同样不过于勉强地向左右方向各扭转 10 次。

哈 缓缓地 **吐**

3 针对中指的第一及第二指关节中间的部位，或揉压或摩擦地给予刺激。若有格外觉得疼痛的位置，要多揉压几次。

腰痛的成因，经常与骨盆及脊椎歪斜有关，这让腰部的肌肉（腰方肌或髂腰肌等）无法放松，引起血液流通不畅，也可能会压迫到下腹部的内脏而导致腰痛。与腰部对应的是从手背中央往下的部位。如果是脊椎附近疼痛，揉压中指指骨的两侧；如果是腰部的右外侧疼痛，揉压拇指指根外侧；如果是腰部左外侧疼痛，揉压小指指根外侧。

手指瑜伽施术位置

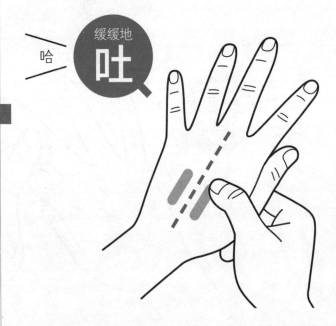

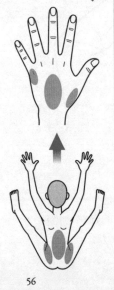

1 当脊椎附近疼痛时，要稍用力地揉压中指指骨的两侧。若有觉得疼痛的位置，要多揉压几次。

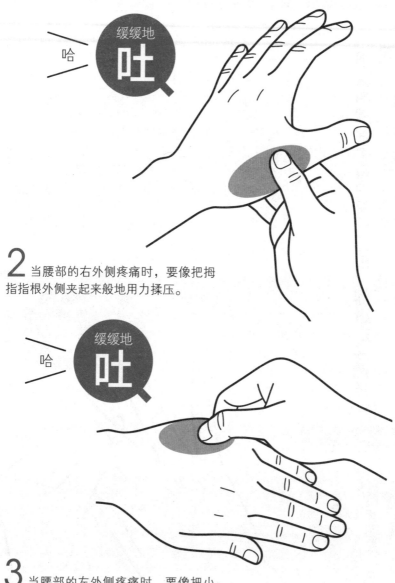

2 当腰部的右外侧疼痛时，要像把拇指指根外侧夹起来般地用力揉压。

3 当腰部的左外侧疼痛时，要像把小指指根外侧夹起来般地用力揉压。

※ 癌症或妇科疾病也可能导致腰痛，如果做手指瑜伽后没有效果，请至各大医院做进一步检查。

缓解背部僵硬或疼痛

（刺激中指到手背中央的部位，促进血液循环）

背部的僵硬或疼痛，常是由不良的姿势或运动引起的肌肉紧张导致的。当肩胛骨的位置错开呈左右不对称时，肌肉的力量会变弱或血液流通不畅，从而导致背部僵硬或某些位置疼痛。中指的第二指关节到手背中央的部位与背部对应，从中指的第二指关节处开始缓缓地按摩，接着依次按摩指根、手背中央，有痛感的部位要多按摩几次。

手指瑜伽施术位置

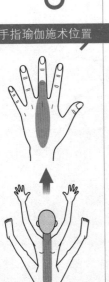

缓缓地
吐　哈

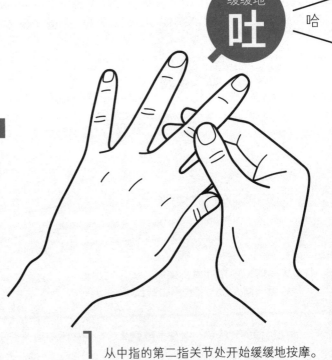

1 从中指的第二指关节处开始缓缓地按摩。

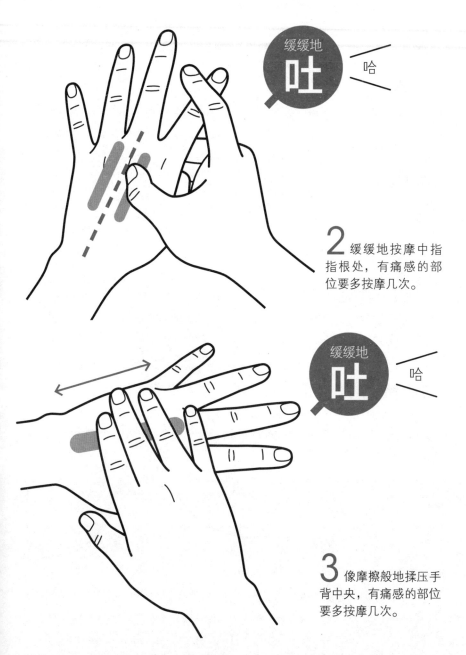

缓缓地
吐 〈 哈

2 缓缓地按摩中指指根处，有痛感的部位要多按摩几次。

缓缓地
吐 〈 哈

3 像摩擦般地揉压手背中央，有痛感的部位要多按摩几次。

※ 肺与心脏方面的疾病、胃溃疡都可能导致背痛，如果做手指瑜伽后没有效果，请至各大医院做进一步检查。

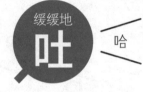

狭窄性腱鞘炎，俗称妈妈手或扳机指，若长时间打扫、切菜、烹饪，都可能造成腱鞘炎。当疼痛从手腕向上蔓延到手肘时，揉压食指与无名指的第一指关节到指根处；手肘疼痛时，则应揉压食指与无名指的第二指关节；而手腕疼痛时，揉压位置就以食指与无名指的第一指关节为主。请依不同症状揉压，并和缓地拉伸相应部位。

缓解狭窄性腱鞘炎

（刺激指关节，改善手腕或手肘不适）

手指瑜伽施术位置

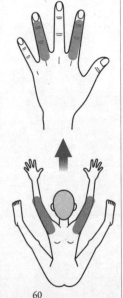

缓缓地
吐
哈

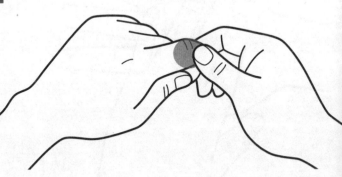

1 手肘疼痛时，揉压食指与无名指的第二指关节。可以只对发生疼痛的左手或右手进行揉压。

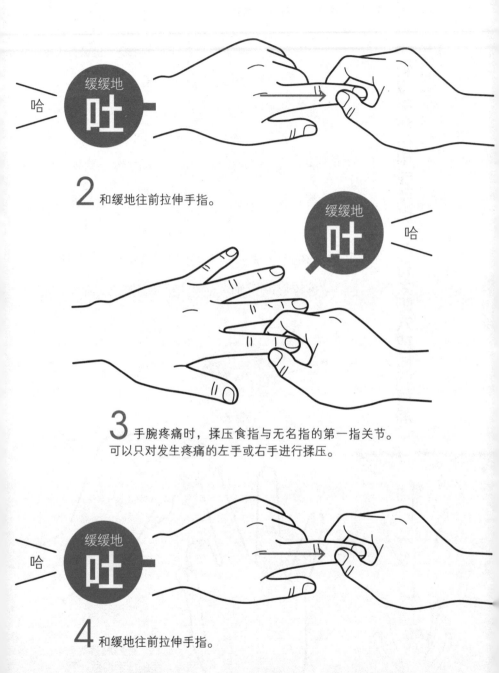

缓缓地
吐

哈

2 和缓地往前拉伸手指。

缓缓地
吐

哈

3 手腕疼痛时，揉压食指与无名指的第一指关节。
可以只对发生疼痛的左手或右手进行揉压。

缓缓地
吐

哈

4 和缓地往前拉伸手指。

※ 患有狭窄性腱鞘炎的部位，可能不碰也会痛，按摩时动作更要轻柔。

除了脑肿瘤或脑血管相关的原因以外，一般常见的头痛成因有头骨的偏移、血流不畅引起气的流动混乱，以及自律神经失调等，手指瑜伽对于由这类成因导致的头痛很有效。与头对应的部位是中指的第一指关节到指尖处，指甲处则对应着后脑。刺激部位依头痛的状况而异，当后脑疼痛时，要对指甲部位加以刺激；当太阳穴处疼痛时，则要对手指的两侧加以刺激。

快速缓解头痛

〔刺激中指指甲或两侧，改善太阳穴或后脑疼痛〕

手指瑜伽施术位置

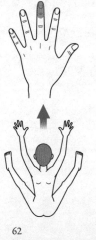

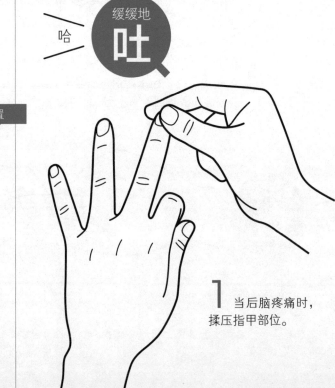

哈 缓缓地 吐

1 当后脑疼痛时，揉压指甲部位。

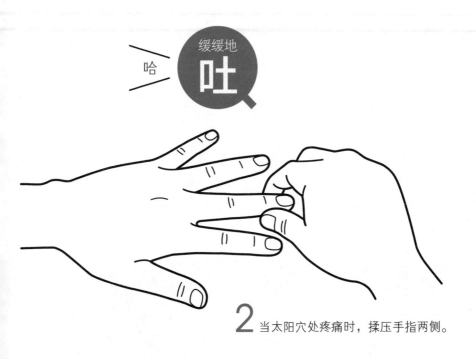

哈 缓缓地
吐

2 当太阳穴处疼痛时，揉压手指两侧。

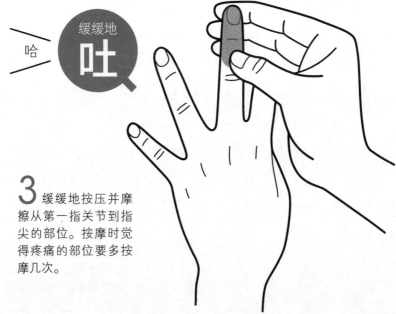

哈 缓缓地
吐

3 缓缓地按压并摩擦从第一指关节到指尖的部位。按摩时觉得疼痛的部位要多按摩几次。

改善视力模糊及眼部疲劳

（边休息边揉压中指，改善睡眠不足、用眼过度）

视力模糊与眼睛疲劳等问题，会成为产生其他疲劳的原因。用眼过度或睡眠不足等，会造成以眼睛为中心的部位的气血循环不良。在休息时，别忘了用手指瑜伽改善眼部的气血循环。与眼睛对应的部位，是手心侧的中指（从指尖往下，约为手掌的 1/3 处）。用拇指的指甲一点点地滑压这个部位，之后揉压整个中指。

手指瑜伽施术位置

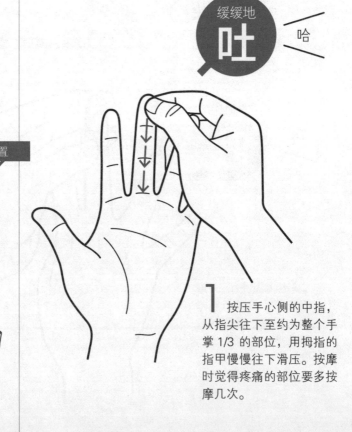

缓缓地
吐
哈

1 按压手心侧的中指，从指尖往下至约为整个手掌 1/3 的部位，用拇指的指甲慢慢往下滑压。按摩时觉得疼痛的部位要多按摩几次。

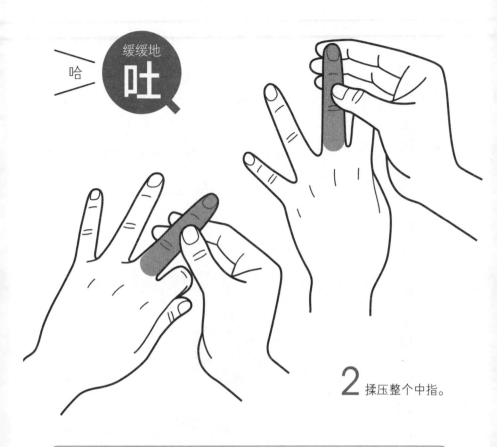

哈 / 缓缓地 吐

2 揉压整个中指。

对眼睛很好的"照气法"

　　将手掌的底部放在颧骨处，以手心包覆住眼睛（手心中央放在眼睛正上方）。接着像是要把眼睛疲劳从口中吐出来一样缓缓地吐气，然后想象从手部将能量送往眼睛处，同时用鼻子吸气。分别对左右眼进行上述动作数次，这样做不仅能缓解眼部疲劳，也能使视野变得更清晰。

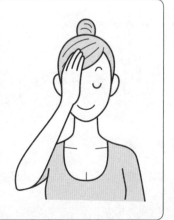

避免老花眼恶化

（夹压中指两侧，再扣压指甲，促进眼周血液循环）

一般认为，老花眼是由年龄增长，控制聚焦的肌肉伸缩性衰退，以及眼球或相关肌肉群的僵硬或血液流通不良引起的。边按揉指尖边运动眼球，有助于改善老花眼症状；以手指瑜伽促进血液循环，可以防止肌肉衰退。请一边吐气，一边夹住中指的两侧加以揉压，然后对中指的指甲部位，以按压方式给予刺激。

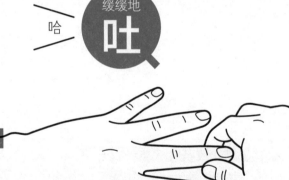

缓缓地

吐

哈

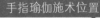
手指瑜伽施术位置

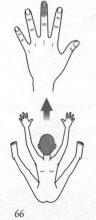

1　请一边吐气，一边夹住中指的两侧加以揉压。

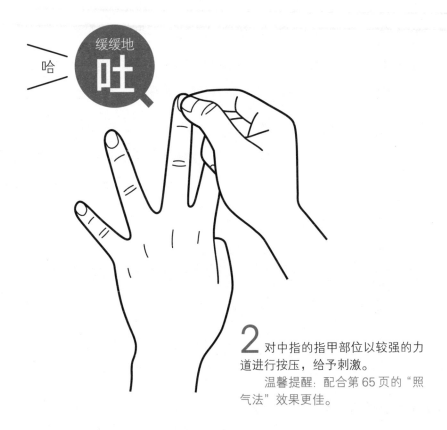

缓缓地
吐

哈

2 对中指的指甲部位以较强的力
道进行按压，给予刺激。

温馨提醒：配合第65页的"照
气法"效果更佳。

■ 锻炼聚焦能力的"远近法"

借由交互看近处与远处的景物，提升眼睛的聚焦功能。先
从深呼吸开始，把手心中央挡在鼻子前，然后边吐气边慢慢地
把手拿远。当眼睛的焦点能对在手上时，停止并保持这个状
态，静静地呼吸1~2分钟，然后将手放下，轻轻地闭上眼睛休
息约10秒钟。接着挑选一个距离自己5米以上远的物体（庭院里
的树木或大楼等），一边吐气一边让眼睛聚焦看着该物体，静
静地呼吸1~2分钟，然后轻轻地闭上眼睛休息约10秒钟。重复
以上步骤5~10次。

摆脱宿醉，快速解酒

（用食指和中指摩擦刺激，配合净化呼吸法）

宿醉是过量饮酒导致的结果，摄入的酒精量是人体酒精分解能力所不能承受的。这时搭配正确的呼吸法进行手指瑜伽就显得很重要。以净化呼吸法排出残留的酒精成分，并充分吸取氧气。中指对应着循环系统等，对中指施术能有效改善血液循环。从手背侧的中指指根到第一指关节处，用另一手的食指与中指和缓地加以摩擦刺激，接着将中指往手心方向弯折，然后往手背方向反压。

手指瑜伽施术位置

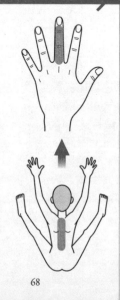

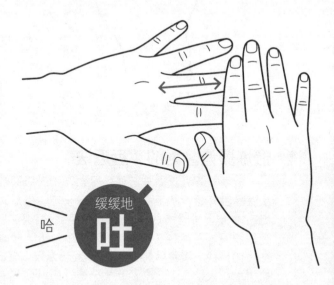

缓缓地
哈 **吐**

1 先进行净化呼吸法。接着想象要将毒素从指尖逼出，从手背侧的中指指根到第一指关节处，用食指与中指和缓地加以摩擦刺激。

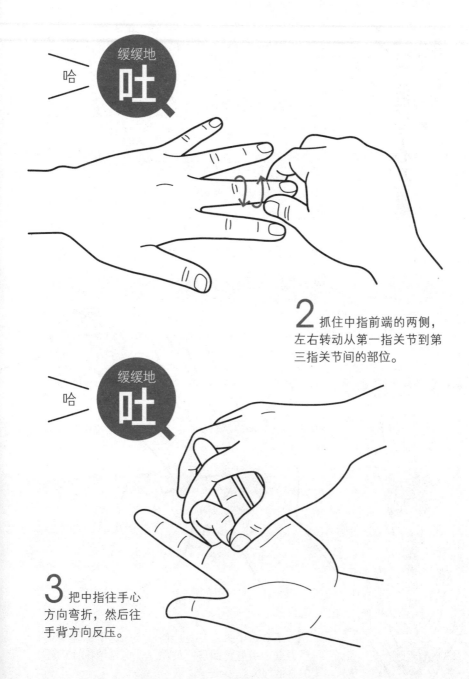

缓缓地
吐

哈

2 抓住中指前端的两侧，左右转动从第一指关节到第三指关节间的部位。

缓缓地
吐

哈

3 把中指往手心方向弯折，然后往手背方向反压。

健胃整肠

（每天按揉手心九宫格）

胃或肠不好，常常是由过度饮食或压力大导致的。胃酸过多或胃蠕动减慢，易引起胀气或胃痛；肠的蠕动情况不佳，会导致免疫力降低、病毒变得活跃，进而导致肠炎等。与胃和肠对应的部位是整个手心，故肠胃不好的人可均匀地按揉手心。将手心正中央的位置当成肚脐，把手分成9个区，并依次进行按压。最好养成每天按揉双手手心的习惯。

手指瑜伽施术位置

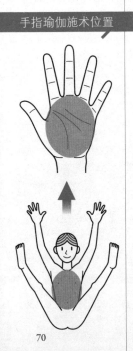

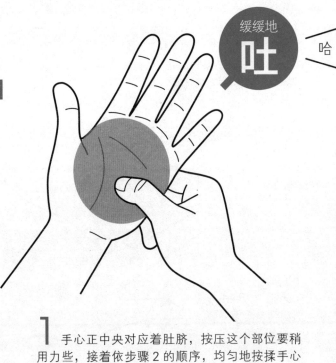

缓缓地 **吐** 哈

1 手心正中央对应着肚脐，按压这个部位要稍用力些，接着依步骤2的顺序，均匀地按揉手心的其他部位。

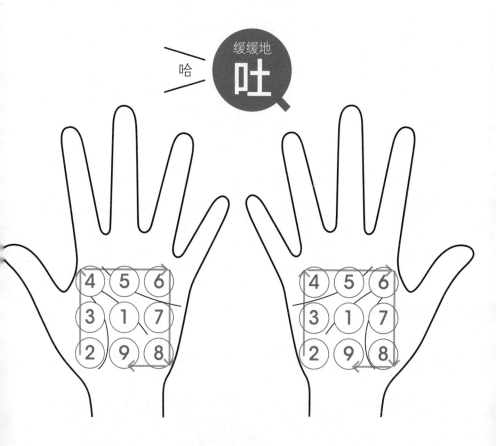

2 把与肚脐对应的手心正中央部位作为①，如图所示把手心分为9个区。接着以顺时针方向从②依次按压至⑨。按压时觉得疼痛的部位，要多按压几次。

抑制病毒在体内复制

（熬夜、疲劳、着凉时，刺激整个中指）

人其实是跟各种病毒或细菌共存的。当身体健康时，病毒或细菌不会对人体造成大的伤害，但当熬夜、疲劳、着凉等情况出现时，人的免疫力就会下降，病毒就会变得活跃，易使人出现感冒、喉咙肿痛、拉肚子、肠胃发炎等，甚至可能引发更严重的疾病。若要提升免疫力，就必须维持躯干的健康。与躯干对应的部位是整个中指。中指对应着头部及脊椎整体，故要多给予刺激。

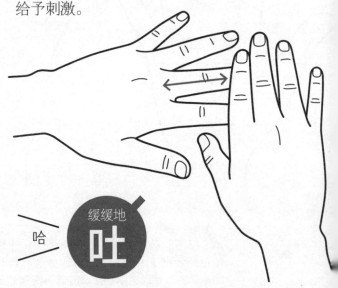

缓缓地
吐

哈

1 对中指的正反面（手心、手背两侧），从指根到指尖，用食指及中指加以摩擦刺激。

手指瑜伽施术位置

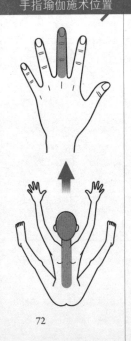

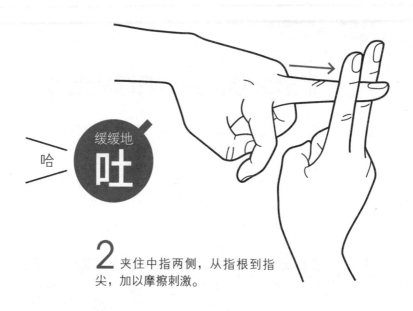

缓缓地
吐

哈

2 夹住中指两侧，从指根到指
尖，加以摩擦刺激。

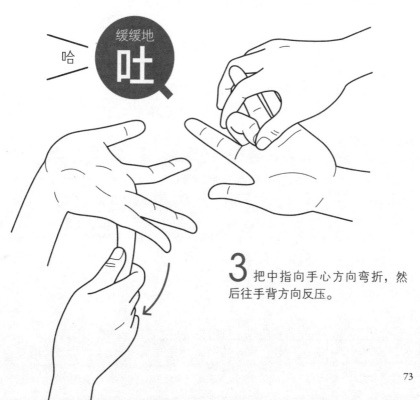

缓缓地
吐

哈

3 把中指向手心方向弯折，然
后往手背方向反压。

专栏2

眼睛瑜伽，带给双眼新活力

　　视力下降、眼睛疲劳、看不清楚东西等与眼睛相关的问题，是很多人烦恼的根源。而造成这类问题的原因，不仅来自于眼睛本身，也可能来自于年龄、工作或压力引起的身体僵硬、疼痛或胃肠不适等。反过来说，眼睛的疲劳也可能影响到上述情形，因为眼睛和全身之间有着复杂交错的联系。

　　眼睛瑜伽对解决这些问题很有效。它就像手指瑜伽，以瑜伽的呼吸法搭配眼球运动，不管何时何地都能做，更棒的是它还能激发出眼睛的自愈能力。眼睛瑜伽的内容主要包括：

　　①以手指刺激眼睛四周的穴位。它能消除疲劳，有助于修正错位的头骨，刺激眼睛周边的血管、肌肉及眼球本身，可以改善血液循环，缓解身体僵硬。

　　②转动眼球的"眼球运动"。眼球的周围有着被称为眼球肌肉的肌肉群，以及负责调节晶状体以对焦、调整亮度的睫状肌。当眼睛的肌肉变得僵硬时，人就很难看清事物。快来运动眼球锻炼眼部肌肉吧。

第五章

按摩手指，消除全身筋骨劳累

Hand Yoga

缓解长久站立引发的疲劳

（手指瑜伽配合仰卧抬腿，可消除小腿水肿）

因为做家务或工作而长时间持续站立的人，常会出现内脏低于原先位置的"内脏下垂"现象。另外，血液和水分集中到膝盖以下造成水肿，也是造成疲劳的原因之一。此时要先做深呼吸，放松并晃动双手，均匀地按揉整个手心。接着仰躺下来，尽量将臀部贴近墙壁，抬高双脚。另外，也可以坐在椅子上，交替抬起双腿，这对缓解疲劳也很有帮助。

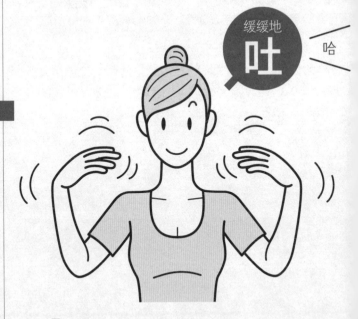

缓缓地
吐
哈

手指瑜伽施术位置

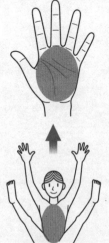

1 深呼吸，身体不要用力，放松并晃动双手，接着均匀按揉双手手心。

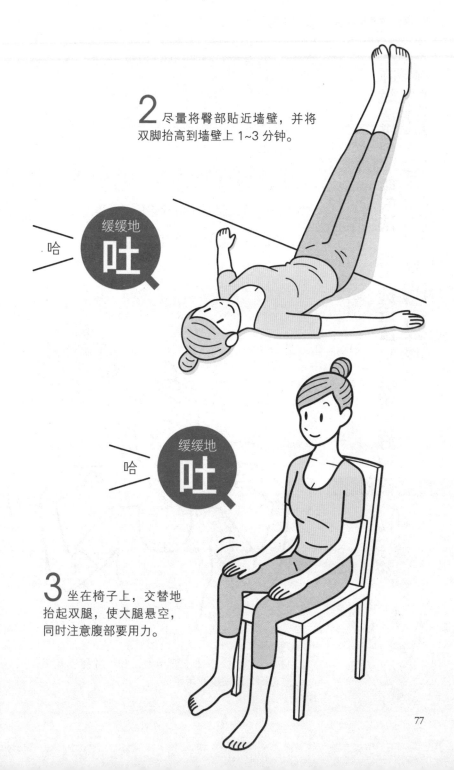

2 尽量将臀部贴近墙壁，并将
双脚抬高到墙壁上 1~3 分钟。

缓缓地
吐
哈

缓缓地
吐
哈

3 坐在椅子上，交替地
抬起双腿，使大腿悬空，
同时注意腹部要用力。

当看电视或读书时过度专注，人体会长时间维持着几乎相同的姿势。这会导致全身僵硬，眼睛也会觉得疲劳。将双手交握后置于头后方，抱住头，边吐气边让头朝肚脐方向低下去，然后边吸气边抬起头。接着吐气，让头往右腋下弯曲，之后回到原位，再让头往左腋下弯曲。

缓解过度专注引发的疲劳

（呼吸法搭配『照气法』与『远近法』，效果更好）

手指瑜伽施术位置

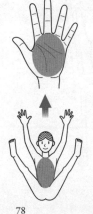

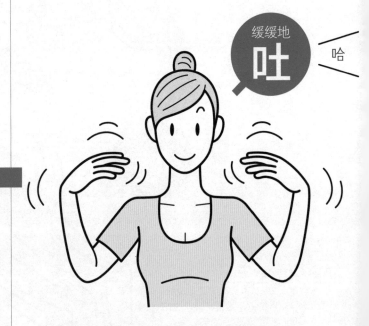

缓缓地
吐
哈

1 深呼吸，身体不要用力，放松并晃动双手，接着均匀地按揉双手手心。

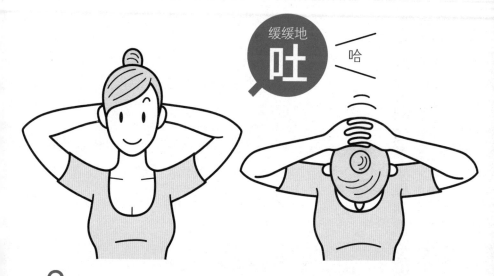

缓缓地
吐
哈

2 将双手交握后置于头后方，抱住头，边吐气边让头朝肚脐方向低下去，
然后边吸气边抬起头。

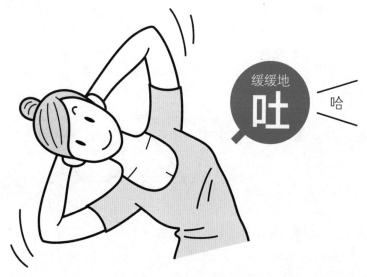

缓缓地
吐
哈

3 边吐气边让头往右腋下弯曲，之后回到原位，再让头往左腋下弯曲。
温馨提醒：搭配第65页的"照气法"及第67页的"远近法"，效果更佳。

缓解行走过多引发的疲劳

（膝关节紧绷和下半身酸痛都能得到改善）

长时间走路，除了会使关节累积压力，导致疲劳外，还会使内脏下垂。而血液和水分集中到膝盖以下造成水肿，也会让人觉得疲劳。此时请深呼吸，放松并晃动双手，而后均匀地按揉整个手心。接着仰躺下来，抬高双脚，尽量将臀部贴近墙壁。然后紧握并反压除拇指外的其余4根手指，再紧抓住拇指及小指的指根，往指尖方向提拉给予刺激。

手指瑜伽施术位置

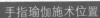

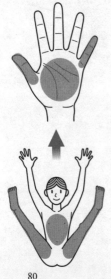

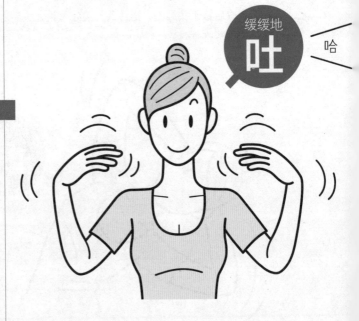

缓缓地
吐

哈

1 深呼吸，身体不要用力，放松并晃动双手，接着均匀地按揉双手手心。

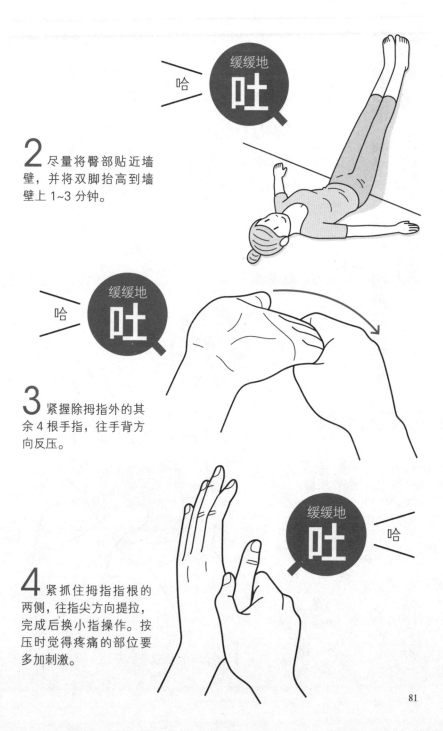

缓缓地 吐 ～ 哈

2 尽量将臀部贴近墙壁，并将双脚抬高到墙壁上 1~3 分钟。

缓缓地 吐 ～ 哈

3 紧握除拇指外的其余 4 根手指，往手背方向反压。

缓缓地 吐 ～ 哈

4 紧抓住拇指指根的两侧，往指尖方向提拉，完成后换小指操作。按压时觉得疼痛的部位要多加刺激。

剧烈运动后的疲劳感，主要来自于肉体的疲劳。此时，可以边放轻松地躺着，边做手指瑜伽来消除疲劳。因为全身都处于高度疲劳的状态，手指瑜伽的施术部位将遍及整只手。依中指、拇指、小指、食指、无名指的顺序，逐一握紧整根手指来给予刺激。接着紧抓住各指的指根两侧，往指尖方向滑拉。按压时觉得疼痛的部位要多加刺激。

缓解运动过后的疲劳

（紧握各指，刺激气血循环，缓解全身劳累）

手指瑜伽施术位置

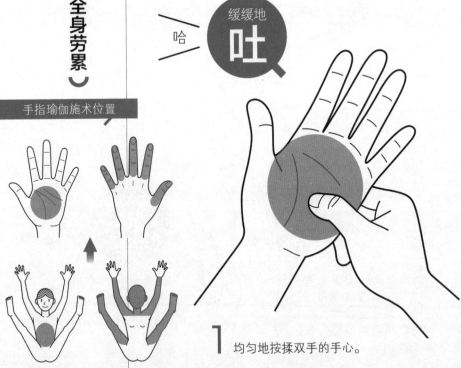

缓缓地 吐

哈

1 均匀地按揉双手的手心。

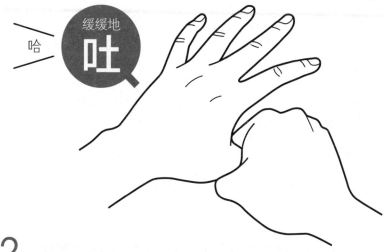

缓缓地
吐

哈

2 对应头部及脊椎的中指、对应右脚的拇指、对应左脚的小指、对应右手的食指，及对应左手的无名指，依此顺序逐一握紧整根手指来给予刺激。

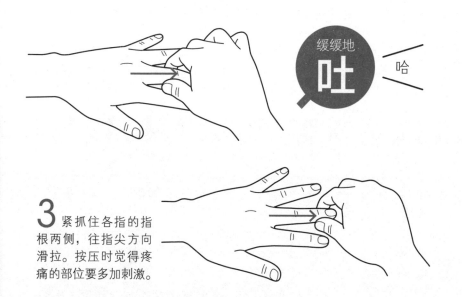

缓缓地
吐

哈

3 紧抓住各指的指根两侧，往指尖方向滑拉。按压时觉得疼痛的部位要多加刺激。

缓解精神紧张引发的疲劳

〇消除长时间专注与精神压力导致的疲劳〇

像门球或高尔夫球这类重视精神层面的运动，比赛时的紧张感导致的精神疲劳，会超过肉体的疲劳。这时可以通过手指瑜伽来消减高度紧张所产生的精神压力。请边吐气，边用力按压对应着人体肚脐的手心中央部位。接着在对应肚脐位置下方约一指宽处，即对应着丹田的部位，一边吐气一边进行按压。

手指瑜伽施术位置

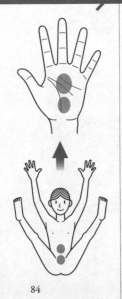

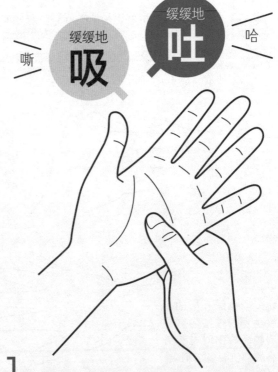

1 先深吸气，接着一边缓缓吐气，一边用力按压手心中央对应着肚脐的部位约10秒钟。重复以上动作数次。

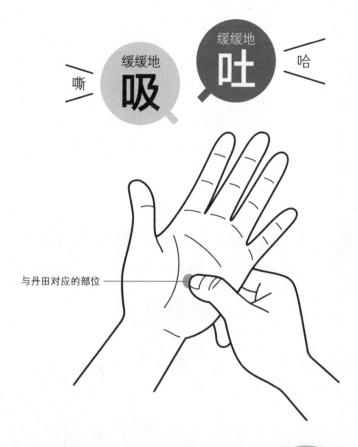

缓缓地 **吸**

嘶

缓缓地 **吐**

哈

与丹田对应的部位 ——

2 对应肚脐的位置往下约一指宽处，是对应着丹田的部位。同样先深吸气，然后一边缓缓吐气，一边用力按压此处约10秒钟。重复以上动作数次。

步骤1~2，重复做3次。

缓解操持家务引发的疲劳

〔缓解操持家务导致的疲劳和筋骨僵硬〕

我们在打扫卫生、整理家庭菜园、做园艺、除草等工作时都会保持着半弯腰的姿势，让腰部特别劳累。可以用手指瑜伽来放松僵硬的肌肉与关节，并消除腰痛。对应着腰部的是手背的中间到下端位置。针对不同的酸痛部位，按揉的位置有所不同。当脊椎附近酸痛时，要摩擦中指指骨的两侧；当腰部右外侧疼痛时，要按揉拇指指根的外侧；当腰部左外侧疼痛时，要按摩小指指根的外侧。

手指瑜伽施术位置

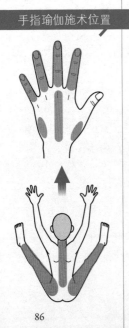

缓缓地
吐
哈

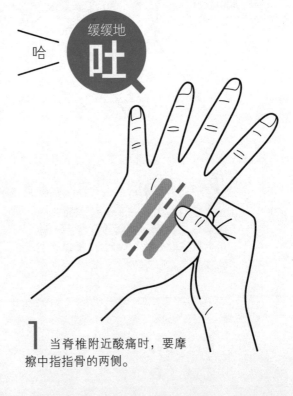

1 当脊椎附近酸痛时，要摩擦中指指骨的两侧。

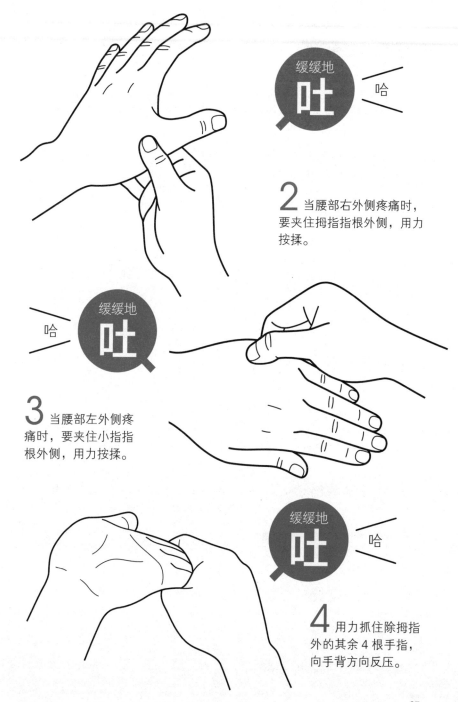

缓缓地
吐 〈哈

2 当腰部右外侧疼痛时，
要夹住拇指指根外侧，用力
按揉。

缓缓地
哈 〉 **吐**

3 当腰部左外侧疼
痛时，要夹住小指指
根外侧，用力按揉。

缓缓地
吐 〈哈

4 用力抓住除拇指
外的其余 4 根手指，
向手背方向反压。

专栏3

耳朵瑜伽随时做，通畅气血好帮手

手指瑜伽是通过刺激与身体对应的手心及手背，来导正身体的不协调之处。与手相同，耳朵也与全身有着对应关系，于是我研究出了借由刺激耳朵，改善身体状况的"耳朵瑜伽"。

若配合瑜伽的呼吸法，以揉压或拉伸等方式，对与身体不适处对应的耳朵部位加以刺激，能改善疲劳，缓解疼痛，调整人体平衡，并促进健康。

在手指瑜伽里，身体各部位与手的关系，大致上像是人呈趴着并伸展四肢的状态，然后身体各部位分别与手心、手背对应。而在耳朵瑜伽中，耳朵像是一个蜷曲着的婴儿（类似在子宫内的状态），其身体各部位与耳朵的各个部位相对应：耳垂的位置对应婴儿的头部，耳道所在的中央部位对应婴儿的身体，耳朵上部则对应婴儿的脚部。

若触碰耳朵时有觉得硬的部位，那相对应的身体部位可能有不适的情况。找到耳朵硬的部位，或揉压或拉伸让它变得柔软些，耳朵瑜伽就是借由这种方式来改善身体不适的。和手指瑜伽相同，耳朵瑜伽不论何时何地都能施作，也不需要准备器材。

第六章

女人难言的烦恼，
手指瑜伽贴心帮忙

Hand Yoga

摆脱手脚冰冷

〔促进血液循环与新陈代谢，增强免疫力〕

一般认为，造成手脚冰冷与水肿的原因是缺乏运动，或交感神经、自律神经混乱。这一原因会引发血液循环不良，使新陈代谢变差。手脚冰冷会导致免疫力下降，此时可以通过手指瑜伽来改善。以对应着水肿或冰冷的部位为中心给予刺激，加速血液循环以促进新陈代谢。首先在对应脊椎的中指指背处，由手背中央往指尖滑擦按压，然后对有水肿或冰冷现象的部位，也以同样方式进行刺激。

手指瑜伽施术位置

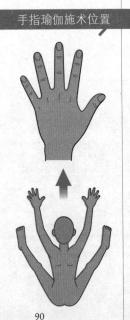

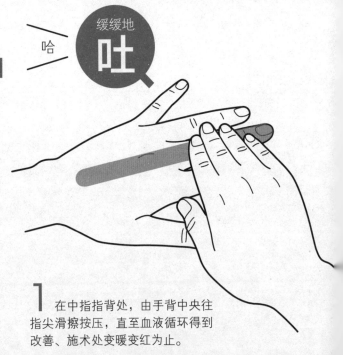

缓缓地
吐
哈

1 在中指指背处，由手背中央往指尖滑擦按压，直至血液循环得到改善、施术处变暖变红为止。

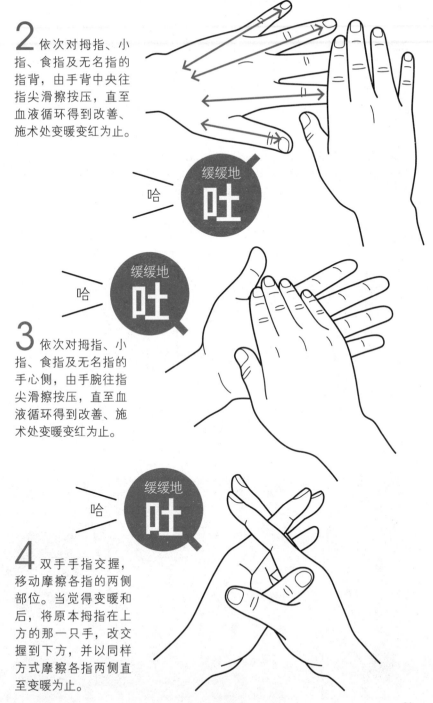

2 依次对拇指、小指、食指及无名指的指背，由手背中央往指尖滑擦按压，直至血液循环得到改善、施术处变暖变红为止。

缓缓地
哈 吐

缓缓地
哈 吐

3 依次对拇指、小指、食指及无名指的手心侧，由手腕往指尖滑擦按压，直至血液循环得到改善、施术处变暖变红为止。

缓缓地
哈 吐

4 双手手指交握，移动摩擦各指的两侧部位。当觉得变暖和后，将原本拇指在上方的那一只手，改交握到下方，并以同样方式摩擦各指两侧直至变暖为止。

改善慢性便秘问题

（顺时针揉压掌心，可促进肠道蠕动）

导致便秘的原因有很多，比如压力过大、不良饮食习惯、缺乏运动等。这些原因会使肠道蠕动变弱、排便不规律，从而导致便秘。女性常见的慢性便秘，通常是由肠的形状异常导致的。与肠对应的是手心的下半部。先均匀地揉压整个手心，再依下图中分割的 ①、②、③、⑦、⑧、⑨ 的顺序重复加以按压。

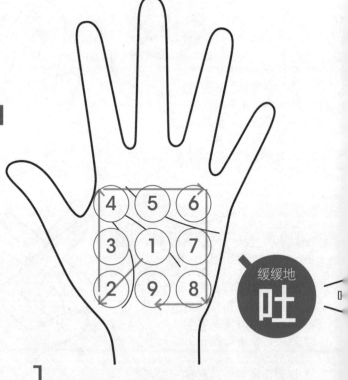

缓缓地

吐

手指瑜伽施术位置

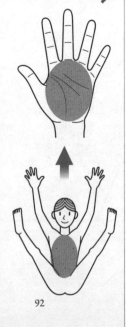

1 将对应肚脐的手心中央部位作为①，把手掌分为 9 个区，依①～⑨的顺序均匀按压，完成后换另一只手，重复以上动作。

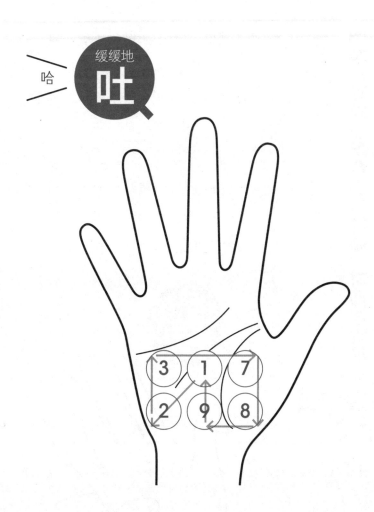

2 再依①、②、③、⑦、⑧、⑨的
顺序，反复按压手心，刺激肠道。完
成后换另一只手进行按压。

节食减肥很有效

（净化呼吸法配合手指瑜伽，可抑制食欲）

减肥的要点在于饮食不要过度，手指瑜伽可以抑制旺盛的食欲。先进行净化呼吸法，并缓缓按压与肚脐相对应的手心正中央部位。然后放松地坐着，将双手手心朝上，置于靠近膝盖处，边吐气边将拇指与食指扣成环，吸气时松开环。再吐气，并将拇指与中指扣成环，吸气时松开环。无名指及小指也依以上动作进行。

手指瑜伽施术位置

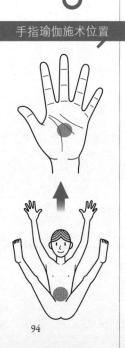

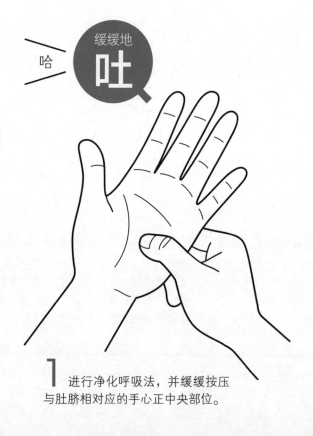

缓缓地
吐

哈

1 进行净化呼吸法，并缓缓按压与肚脐相对应的手心正中央部位。

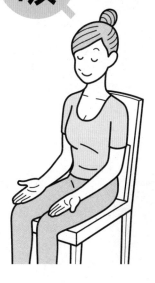

2 放松地坐着，双手手心朝上，置于靠近膝盖处。

3 边吐气边将拇指与食指扣成环，吸气时松开环。之后，依次对中指、无名指及小指进行以上动作。

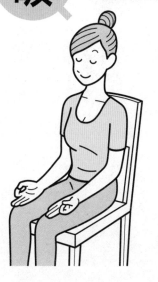

克服更年期障碍

〔按摩中指与手掌中央部位，平衡体内激素〕

更年期障碍通常是由激素的平衡遭到破坏导致的，这时可通过手指瑜伽来进行调整。先深呼吸，放掉身体多余的力道，放松身体，并摇晃双手。然后边吐气，边滑擦按压手背上从手腕到中指指尖的中指指骨部位，直到中指指骨附近稍微变红。接着在手心侧，同样沿着中指指骨，从手腕到指尖均匀地进行滑擦按压。

手指瑜伽施术位置

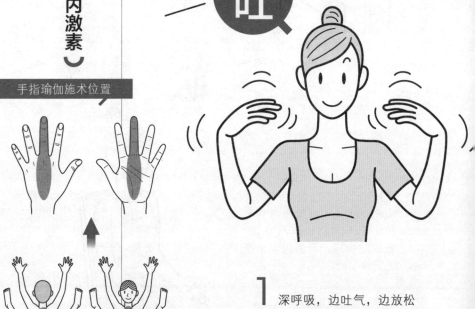

缓缓地
吐
哈

1 深呼吸，边吐气，边放松身体，并摇晃双手。

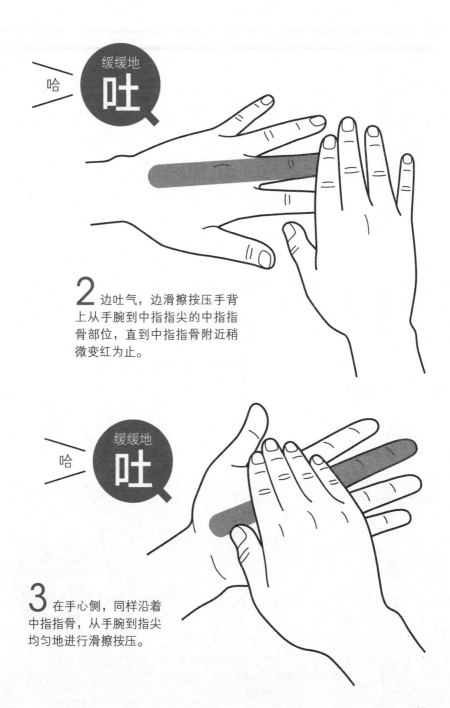

缓缓地
哈 **吐**

2 边吐气,边滑擦按压手背上从手腕到中指指尖的中指指骨部位,直到中指指骨附近稍微变红为止。

缓缓地
哈 **吐**

3 在手心侧,同样沿着中指指骨,从手腕到指尖均匀地进行滑擦按压。

调和经期不顺

（改善下半身冰冷、月经不调与痛经）

下半身冰冷有时会造成女性经期不规律，而手指瑜伽对于女性慢性的经期不规律或痛经严重等情形都有效果。手心正中央部位对应着肚脐，请边吐气边均匀地揉压手心中央较靠近手腕的部位，也就是下图中的①、②、③、⑦、⑧、⑨部位。然后边吐气，边对手背侧的中指指骨两侧部位，由指根朝手腕方向，缓缓地摩擦。

手指瑜伽施术位置

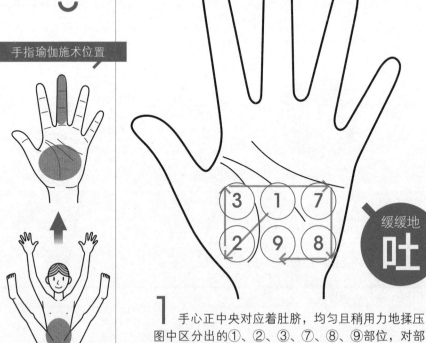

缓缓地

吐

1 手心正中央对应着肚脐，均匀且稍用力地揉压图中区分出的①、②、③、⑦、⑧、⑨部位，对部位⑨要多按压几次。

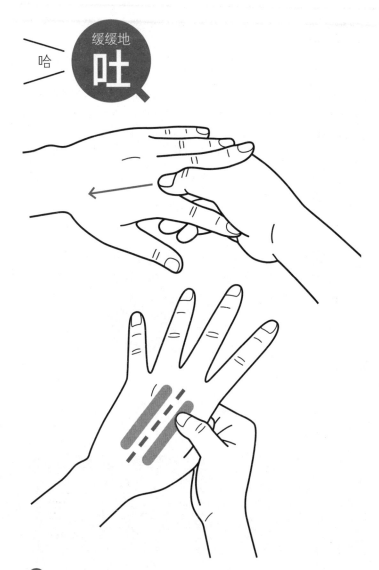

缓缓地
哈
吐

2 在手背侧的中指指骨两侧部位，由指根朝手腕
方向，缓缓地摩擦。

改善性欲减退问题

（延缓年龄增长导致的精力衰退）

性欲会随着年龄增长而有所减退，原因可能是体力和精力的衰退或压力过大，这时可以用手指瑜伽来调整全身，帮助恢复身体的功能与精力。首先做深呼吸，身体不要用力，放松并摇晃双手，之后均匀地揉压双手的手心。接着缩紧肛门，同时以拇指用力按压手心最下方的中央位置（手心与手腕交会处稍往上的位置）。

手指瑜伽施术位置

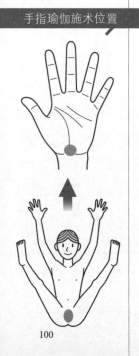

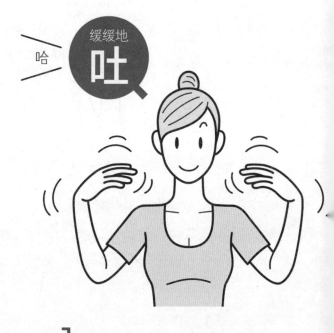

1 深呼吸，放松身体，并摇晃双手。

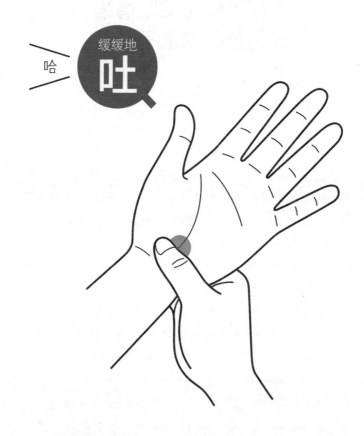

缓缓地
吐

哈

2 用力缩紧肛门，同时以拇指按压手心最下方的
中央位置（手心与手腕交会处稍往上的位置）。

专栏4

手指瑜伽可安定情绪，
改善紧张的亲子关系

手指瑜伽操作简单又没有副作用，可以放心地让孩子做做看。对于年龄较小的孩子，与其让专家施作手疗，不如请母亲协助施作会更有效果。因为手指瑜伽还有调节身心方面的效果，很适合用来稳定孩子特有的不安情绪。

孩子也会有压力，对大人来说微不足道的事情，却可能对孩子造成极大的困扰。另外，父母在教育孩子时所用的言语或时机的选择，也可能让孩子感受到很大压力，甚至失去镇定而开始哭泣。

遇到这种情形时，积极地对孩子做手部接触，有助于稳定孩子的情绪。通过握住父母的手，孩子也可以获得安心的感觉。

对于年龄较大些的孩子，就可以一起来做手指瑜伽了。"手指能像这样动吗？"像这样边交谈边愉快地和孩子一起做手指瑜伽吧。

若是学龄期专心于学习或运动的孩子，可以通过手指瑜伽教他们控制浮躁的情绪，缓和紧张感，提升学习所需的专注力等。另外，青春期的到来可能会让孩子因难以想象的小事而焦躁不安，甚至情绪失控，此时进行手指瑜伽同样很有效。让手指瑜伽伴随一家人，一起度过这些艰难的时刻吧。

第七章

心手相连，刺激手指以疗愈内心

Hand Yoga

解除脑部的紧张状态

（改善大脑紧张、颈部僵硬和失眠问题）

手指瑜伽施术位置

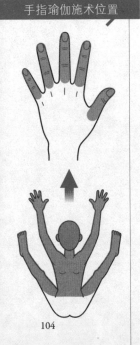

脑部持续地处于紧张状态，可能会导致失眠，而脑部无法获得休息也可能让颈部变得僵硬。这时，可以用手指瑜伽来解除脑部的紧张状态，帮助放松。做好准备后，缓缓地吐气，同时握住除拇指外的其余 4 根手指，尽量反压。然后边缓缓吐气，边反压拇指。之后边吐气，边将双手前后左右地轻轻晃动。

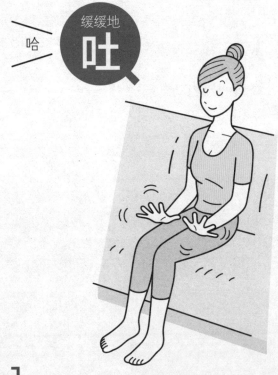

缓缓地
吐

哈

1 以放松的姿势，缓缓地进行手掌开合动作练习。

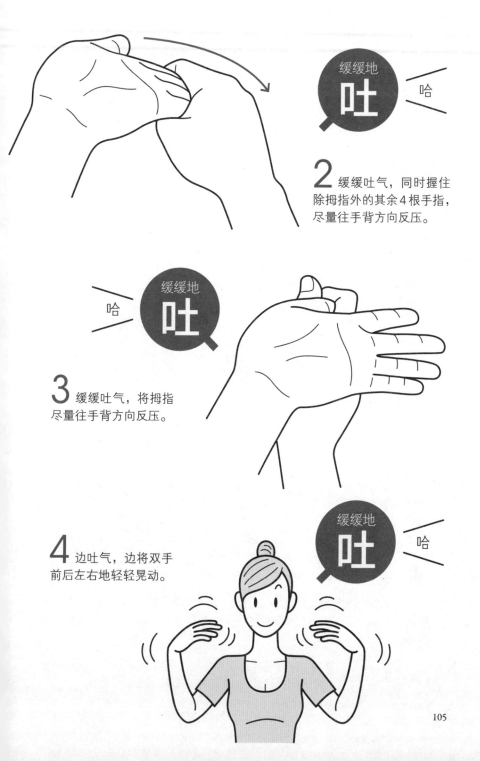

缓缓地
吐   哈

2 缓缓吐气，同时握住
除拇指外的其余4根手指，
尽量往手背方向反压。

哈   缓缓地
吐

3 缓缓吐气，将拇指
尽量往手背方向反压。

缓缓地
吐   哈

4 边吐气，边将双手
前后左右地轻轻晃动。

缓解精神焦虑和压力

（配合净化呼吸法，消除焦虑）

产生焦虑的原因有可能是压力过大，或经期、更年期障碍导致的激素失衡。由各种原因引发的焦虑，都可以通过手指瑜伽来缓解。先进行净化呼吸法，想象着要把身体里的废物吐出去，边吐气，边用力按压手心中央对应着肚脐的部位。然后在吐气时，按压与肚脐对应的部位再往下一指宽处，即与丹田对应的部位。

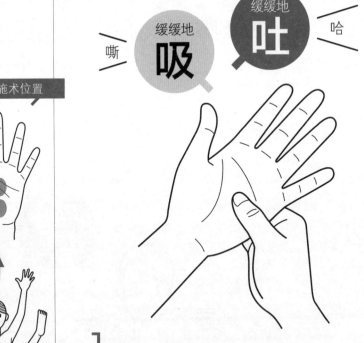

缓缓地 吸 嘶

缓缓地 吐 哈

手指瑜伽施术位置

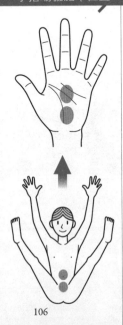

1 深吸气，边缓缓吐气，边用力按压手心中央与肚脐对应的部位约 10 秒钟。重复以上动作数次。

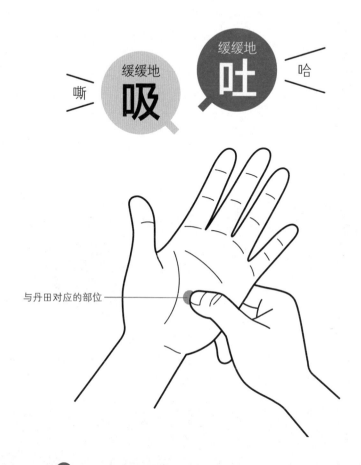

缓缓地 **吸**

缓缓地 **吐**

嘶

哈

与丹田对应的部位

2 找到与肚脐对应的部位再往下一指宽处，即与丹田对应的部位。同样深吸气，再边缓缓吐气，边用力按压该处约 10 秒钟。重复以上动作数次。

缓解由紧张引发的身体僵硬

（转动手腕以带动全身，放松紧绷心情）

手指瑜伽施术位置

人在紧张时，会把手握得紧紧的，肩膀变得僵硬而使肌肉萎缩。这时可以转动手腕使其变得柔软些，然后紧紧握拳，再用力张开，重复此动作数次。接着边吐气，边摩擦中指、拇指、小指的手背侧，直到变暖和为止。接着在吐气时，按压手心中央往下一指宽处，即与丹田对应的部位。最后边吐气，边握住除拇指外的其余 4 根手指，缓缓地尽量往手背方向反压。

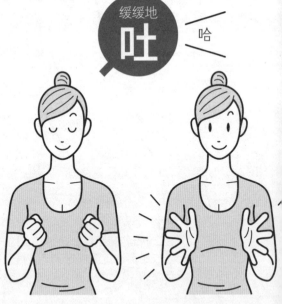

缓缓地
吐
哈

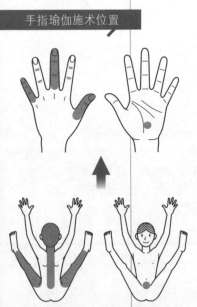

1 边吐气，边转动手腕使其放松。然后紧紧握拳，再用力张开手掌，重复此动作数次。一口气撑开指缝，能帮助背部的肌肉放松。

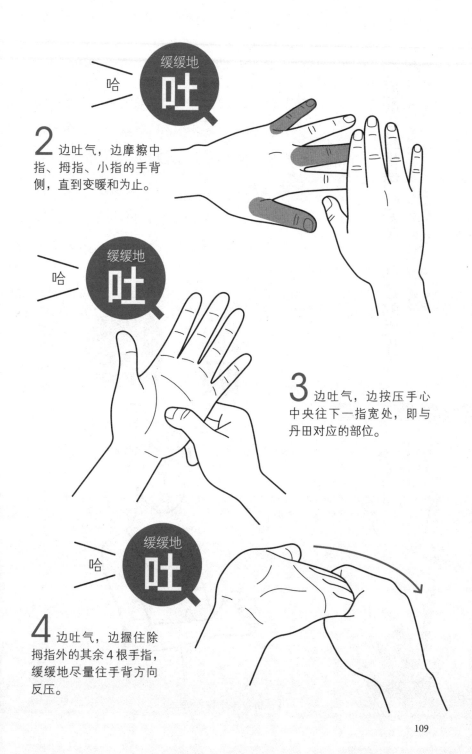

缓缓地
吐

哈

2 边吐气，边摩擦中指、拇指、小指的手背侧，直到变暖和为止。

缓缓地
吐

哈

3 边吐气，边按压手心中央往下一指宽处，即与丹田对应的部位。

缓缓地
吐

哈

4 边吐气，边握住除拇指外的其余4根手指，缓缓地尽量往手背方向反压。

疏导低落忧郁的情绪

（排解纠结情绪，避免抑郁症的发生）

手指瑜伽施术位置

长期心情低落会导致抑郁症的发生。手指瑜伽可以将不好的情绪向外导引，以改善心情。先采取完全呼吸法提振精神，边缓缓地呼吸，边让双手手腕朝前后左右甩动。然后边吐气，边交握双手，让拇指背朝内侧，并往前推出，再边吸气，边收回双手。接着转向，让拇指朝外并尽量朝下，边吐气，边将双手往前推。

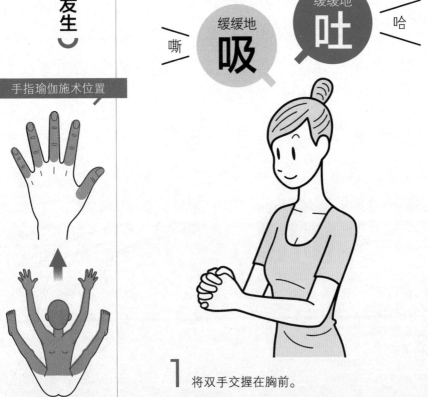

缓缓地 吐 哈

缓缓地 吸 嘶

1 将双手交握在胸前。

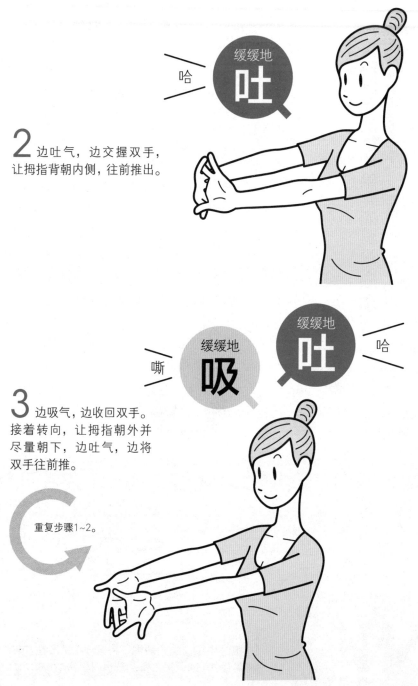

缓缓地
吐

哈

2 边吐气，边交握双手，
让拇指背朝内侧，往前推出。

缓缓地
吸

嘶

缓缓地
吐

哈

3 边吸气，边收回双手。
接着转向，让拇指朝外并
尽量朝下，边吐气，边将
双手往前推。

重复步骤1~2。

摆脱倦怠感，重拾干劲

〈丹田呼吸法能消除突如其来的无力感〉

有时候身体明明没有问题，但就是没有干劲，这是很常见的心理症状。这时，也可以通过手指瑜伽来摆脱倦怠感，重拾干劲。首先配合丹田呼吸法，在吐气时合起手掌，吸气时则张开手掌。然后边吐气，边抓住中指指尖的两侧，将第一指关节往左右方向转动 10 次，然后将第二指关节也同样转动 10 次。接着抓住中指指根的两侧，搭配揉压动作，边用力吐气，边往前端滑拉，然后直接松开。最后将拇指及其余 4 根手指尽量往手背方向反压，予以刺激。

手指瑜伽施术位置

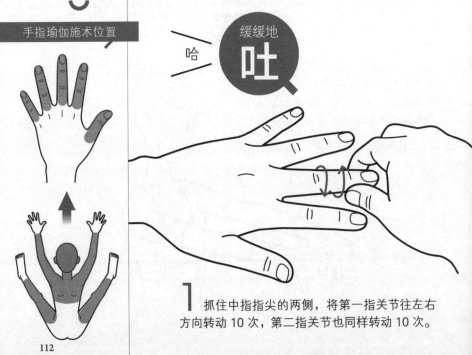

缓缓地 哈 吐

1 抓住中指指尖的两侧，将第一指关节往左右方向转动 10 次，第二指关节也同样转动 10 次。

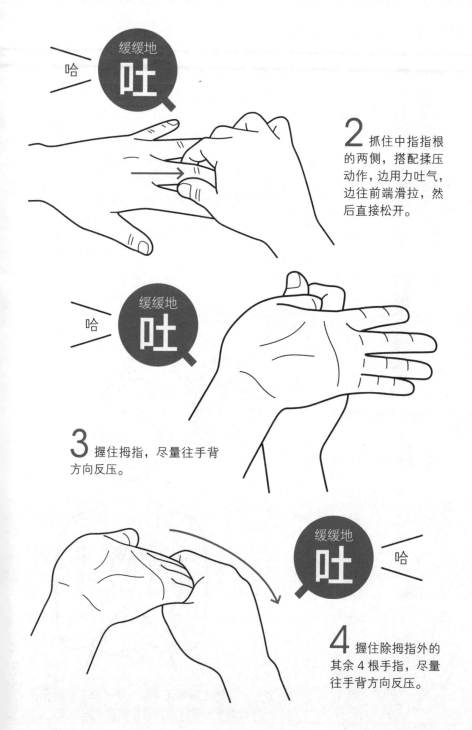

缓缓地
吐

哈

2 抓住中指指根的两侧，搭配揉压动作，边用力吐气，边往前端滑拉，然后直接松开。

缓缓地
吐

哈

3 握住拇指，尽量往手背方向反压。

缓缓地
吐

哈

4 握住除拇指外的其余4根手指，尽量往手背方向反压。

睡眠不足或疲劳，会使专注力难以持续。氧气供应不足而造成大脑疲劳会导致专注力下降。可以通过手指瑜伽和深呼吸，来提升专注力。首先采取净化呼吸法，将不好的气或毒素从体内排出。然后边吐气，边在胸前合掌，双手手心不要完全贴合，而是像手心里包着颗蛋似的柔和地合掌。吸气后，边吐气，边尽量撑开手指，指尖对着指尖，双肘向外张开。

有效提升专注力

（增加新鲜空气摄入量，缓解大脑疲劳）

手指瑜伽施术位置

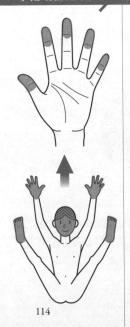

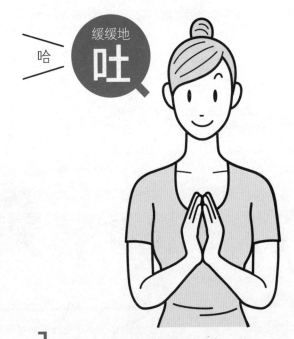

缓缓地
哈 吐

1 边吐气，边在胸前合掌，双手手心不要完全贴合，而是像手心里包着颗蛋似的柔和地合掌。

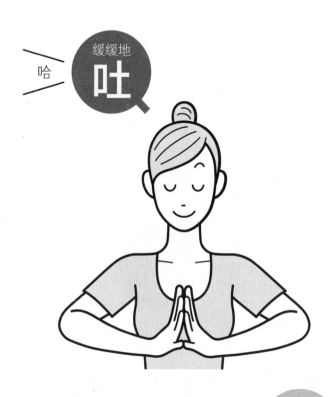

缓缓地
吐

哈

2 边吐气，边尽量撑开手指，
指尖对着指尖，双肘向外张开。

步骤1~2，
重复做3次。

115

消除焦躁或愤怒的情绪

（放松手部与肩膀，能快速平复心情）

当人异常焦躁时，怒气会涌现，肩膀会变得僵硬，手也会因为用力而变得紧张，一时间心情很难自动恢复，此时可用手指瑜伽来放松。首先，让手和肩膀放松，将两手在背后交握，边吐气边将双手下压约10秒。然后，在吐气时沿着中指指骨，温和地反复摩擦手背上从中指指尖到手腕处。接着，边吐气边均匀地按揉各指间的指缝处，使其放松。

手指瑜伽施术位置

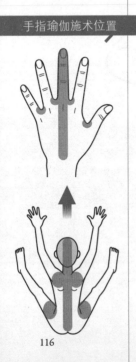

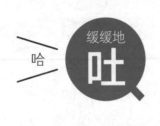

缓缓地
哈　吐

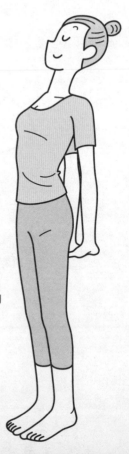

1 将两手在背后交握，边吐气边将双手下压，约保持10秒。

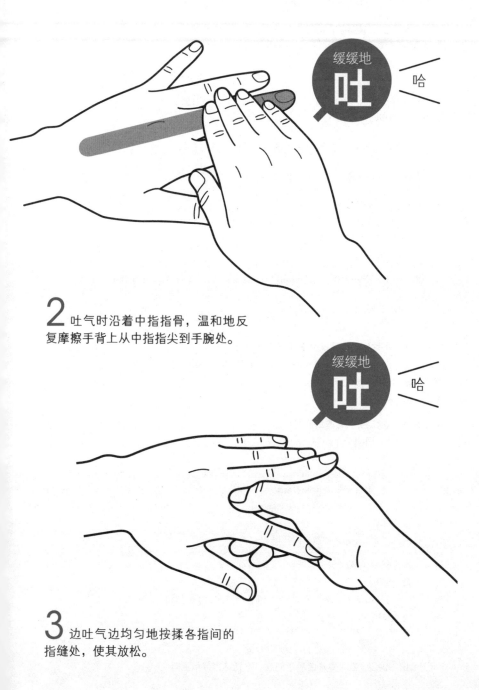

缓缓地
吐
哈

2 吐气时沿着中指指骨，温和地反
复摩擦手背上从中指指尖到手腕处。

缓缓地
吐
哈

3 边吐气边均匀地按揉各指间的
指缝处，使其放松。

图书在版编目（CIP）数据

手指瑜伽：揉揉手指的神奇自愈力 /（日）龙村修
著；林曜霆译. — 杭州：浙江科学技术出版社，
2018.7（2020.6重印）
　　ISBN 978-7-5341-8163-4

　　Ⅰ．①手… Ⅱ．①龙… ②林… Ⅲ．①手指—健身运
动 Ⅳ．①R161.1

中国版本图书馆CIP数据核字(2018)第077352号

著作权合同登记号　图字：11-2018-77号

原书名：指ヨガで健康になる
Original Japanese title: YUBI YOGA DE KENKOU NI NARU
Copyright © 2014 by Osamu Tatsumura
Original Japanese edition published by KAWADE SHOBO SHINSHA Ltd. Publishers
Simplified Chinese translation rights arranged with KAWADE SHOBO SHINSHA Ltd. Publishers
through The English Agency (Japan) Ltd. and Eric Yang Agency, Beijing Office

本书中文译稿由方言文化授权使用

书　　名　手指瑜伽：揉揉手指的神奇自愈力
　　　　　Shouzhi Yujia Rourou Shouzhi De Shenqi Ziyuli
著　　者　（日）龙村修
译　　者　林曜霆
出版发行　**浙江科学技术出版社**
　　　　　杭州市体育场路347号　邮政编码：310006
　　　　　办公室电话：0571-85176593
　　　　　销售部电话：0571-85062597　0571-85058048
　　　　　网　址：www.zkpress.com
　　　　　E-mail：zkpress@zkpress.com
排　　版　烟雨
印　　刷　河北京平诚乾印刷有限公司
开　　本　880×1230　1/32　　印　张　4
字　　数　80 000
版　　次　2018年7月第1版　　印　次　2020年6月第3次印刷
书　　号　ISBN 978-7-5341-8163-4　定　价　49.00元

责任编辑　王巧玲　陈淑阳　　责任校对　杜宇洁
责任美编　金　晖　　　　　　责任印务　田　文